PIEL SANA *in* CORPORE SANO

DRA. ANDREA COMBALIA

PIEL SANA in CORPORE SANO

Consejos prácticos para tener
una piel sana, bonita y radiante

Grijalbo

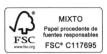
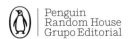

Penguin
Random House
Grupo Editorial

Primera edición: enero de 2021

© 2021, Andrea Combalia
© 2021, Penguin Random House Grupo Editorial, S. A. U.
Travessera de Gràcia, 47-49, 08021 Barcelona
© 2021, Ramon Lanza, por las ilustraciones

Printed in Spain – Impreso en España

ISBN: 978-84-253-6034-3
Depósito legal: B-14.502-2020

Compuesto en M. I. Maquetación, S. L.

Impreso en Gómez Aparicio, S. A.
Casarrubuelos, Madrid

G R 6 0 3 4 3

La piel es de quien la eriza.

MARIO BENEDETTI

ÍNDICE

PRÓLOGO

Hoy en día vivimos inmersos en una rutina llena de obligaciones y tareas; nos dejamos llevar por la inercia y no prestamos atención a lo que ocurre alrededor de nosotros. El problema es que tampoco nos fijamos en lo que pasa en nuestro interior. ¡Somos unos desconocidos en nuestro propio cuerpo!

La curiosidad me llevó a estudiar Medicina, y a raíz de mi pasión por el cuidado de la piel, me especialicé en dermatología. Pero mi interés por el cuerpo humano y el movimiento fue más allá. Descubrí el yoga y gracias a él profundicé en la relación entre el cuerpo y la mente.

Creo firmemente que un estilo de vida saludable puede prevenir muchas enfermedades, y por ello intento transmitirlo dentro y fuera de mi trabajo. Y es aquí donde nace el proyecto *Piel sana in corpore sano*.

Escribir un libro ha sido siempre uno de mis sueños, pero en realidad, cuando lo soñaba, no sabía ni de qué hablaría ni en qué momento llegaría. Leer y escribir son dos de mis grandes pasiones y la idea siempre ha estado ahí. Por fortuna, algunos sueños se cumplen y ha llegado la hora de compartir contigo todo lo que sé acerca del cuidado de la piel.

Este libro pretende ser una guía práctica y orientativa, hecha con la mejor intención, para que conozcas en detalle el órgano más grande de tu cuerpo. Ojalá encuentres en estas páginas consejos que te ayuden a sentirte bien en tu propia piel.

Dicen que la información es poder, ¡y yo me lo creo! La que encontrarás en el libro es el resultado de mi experiencia como dermatóloga combinada con los datos científicamente demostrados en la literatura médica. Pero como en todo, son orientativos y debes tener en cuenta que la medicina se encuentra en constante evolución. Este libro en ningún caso sustituye una consulta médica, sino que es una herramienta que pongo en tus manos para que aprendas a conocer y a querer tu piel. Espero resolver muchas de tus dudas, pero si tienes un problema en la piel, lo mejor es una visita dermatológica personalizada.

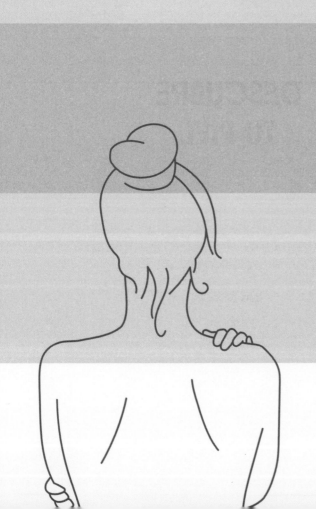

Parte 1

DESCUBRE TU PIEL

Las guerras seguirán mientras el color de la piel siga siendo más importante que el de los ojos.

BOB MARLEY

Capítulo 1

CONOCE TU PIEL

LA PIEL ES UN ÓRGANO MARAVILLOSO

La piel nos envuelve, es nuestra capa protectora, nuestro continente. Y, aunque quizá nunca lo habías pensado, es el órgano más extenso de nuestro cuerpo. En los adultos, tiene una superficie media de 2 m² y un peso aproximado de 5 kg.

Pero la piel no es un simple envoltorio. ¡Tiene muchas otras funciones! Nuestra piel nos ayuda a mantener una temperatura corporal estable frente a situaciones de frío o calor, evita que nos deshidratemos e impide el paso de agentes patógenos (virus y bacterias), toxinas, radiaciones y alérgenos a nuestro interior. Además, a través de ella sentimos y conecta nuestro interior con el mundo exterior permitiéndonos emitir y recibir estímulos gracias al sentido del tacto.

¿Sabías que hay hormonas que se sintetizan en la piel? Muchas de las actividades de nuestro cuerpo funcionan gracias a ellas y aparecen enfermedades cuando se descontrolan. ¡La piel tiene función endocrina!

Pero no solo eso, sino que el mayor órgano que tenemos los seres humanos es sensible a las emociones. No solo los ojos son el espejo del alma, sino que la piel, que recubre absolutamente todo nuestro cuerpo, ¡también lo es! La piel está estrechamente vinculada al sistema nervioso y al sistema inmunitario, por lo que, a través de ella, se refleja lo que ocurre en nuestro interior. Además, el estado de la piel puede ejercer un impacto significativo sobre la autoestima. La piel forma parte de nuestra carta de presentación al mundo.

¿Te parecen pocos motivos para cuidarla? Es nuestra responsabilidad mantener nuestra piel íntegra y bien atendida. Al fin y al cabo es fácil. A diferencia de otros órganos, la podemos ver, tocar, sentir, oler e incluso saborear. Está al alcance de todos nosotros.

TU PIEL HABLA DE TI

Dime qué piel tienes y te diré quién eres. Tu piel habla de ti. La piel hay que observarla, conocerla y escucharla; su aspecto mejora cuando nuestro cuerpo está en equilibrio. Cuando el órgano más grande de nuestro cuerpo se altera, se irrita, se engrasa en exceso, se descama, se arruga o se mancha, ¡nos está mandando señales! Probablemente haya algo que debamos mejorar o cambiar.

La piel nos comunica y nos transmite el estado de nuestro cuerpo y nuestra mente. ¿Cómo te alimentas?, ¿cuánto ejercicio físico haces?, ¿cómo respiras?, ¿cómo te relacionas con la naturaleza?, ¿cuánto tiempo te dedicas a ti mismo?, ¿vives bajo presión? Mente sana in corpore sano, piel sana in corpore sano. No podemos tratar la una sin el otro.

Cada piel es única, cada cuerpo tiene sus particularidades, y cada mente sus secretos. Para cuidar la piel, también es necesario actuar sobre el estilo de vida. Aunque las rutinas cosméticas nos ayudan, en muchas ocasiones no es suficiente. Seguir una buena alimentación y controlar los niveles de estrés son también puntos clave si quieres conseguir una piel saludable.

Los cambios en el estilo de vida son difíciles y requieren fuerza de voluntad. Confía en los procesos y respeta los tiempos. Cuidar la piel es un trabajo a largo plazo que precisa constancia y compromiso, pero te aseguro que da resultados. Lo esencial es que tengas claro que hay que cuidarse por dentro y por fuera. El esfuerzo vale la pena. Debemos lograr envejecer más sanos y felices.

EL CONOCIMIENTO MÉDICO YA NO ES MONOPOLIO DE LOS MÉDICOS

Lejos queda aquella época en la que la medicina paternalista era la norma, y en la que, en temas de salud, todo el peso de las decisiones las llevaba el médico. Hoy en día, en medicina, las decisiones deben ser consensuadas y eso es posible gracias a que la información se comparte. El conocimiento médico ya no es monopolio de los médicos.

Todo el mundo habla de la piel, desde su belleza hasta sus arrugas e imperfecciones. La vemos, la olemos, la tocamos y la sentimos, pero realmente pocos sabemos qué es la piel de verdad y cómo funciona. ¿Por qué guardarlo en secreto?

En este libro quiero compartir mi conocimiento. Quiero que aprendas qué es la piel, para qué sirve, cómo funciona y su relación con nuestras emociones internas. Cómo nos afecta el sol, la temperatura y el estilo de vida, y cómo cambia la piel a lo largo de los años. Quiero que conozcas todos los secretos acerca de tu pelo y sepas en profundidad cómo elegir productos cosméticos y cómo organizar tus rutinas. Quiero darte toda la información para que posteriormente tú mismo/a seas autónomo/a y capaz de conocer a la perfección tu piel, y diferencies lo que es cierto de lo que es puro marketing.

Como verás a lo largo del libro, una piel sana es sinónimo de una piel bonita y no hace falta mucho para conseguirlo. Espero que este libro sirva de ayuda para que tus decisiones futuras se basen en una correcta información.

LA DERMATOLOGÍA Y LA INFOXICACIÓN

La piel nos fascina y hablar de ella está de moda. Hoy en día, gracias a internet y las redes sociales, disponemos de información de todo tipo y a todas horas. Hay un gran acceso a la literatura médica y esto es muy positivo.

Actualmente el aspecto físico está a la orden del día y en este contexto no es extraño que la dermatología, una disciplina médica que también trata la imagen, se halle en boca de todos. La piel experimenta múltiples cambios a lo largo de la vida, por lo que es muy tentador hablar, escribir y aprender sobre ella.

Sin embargo, aunque parezca contradictorio, tener un exceso de información no sirve para instruirnos, sino que incluso puede desinformarnos y confundirnos. Es lo que llamamos «infoxicación». El exceso de información desinforma y confunde, y es el mal de nuestros días, también en temas de salud. La infoxicación es algo con lo que deberemos aprender a vivir en el siglo XXI.

Con solo encender el ordenador podemos tener información dermatológica de todo tipo, que puede venir de fuentes fiables (o no tanto), de estudios actuales (u obsoletos), y con la que corremos el riesgo de encontrar datos erróneos. Recibimos información contradictoria constantemente y eso desconcierta. Ya no sabemos si fiarnos de lo que leemos.

La libertad de expresión es un derecho fundamental. No obstante, el hecho de que toda persona puede escribir y hablar de cualquier tema, independientemente de su formación previa y de la veracidad de sus palabras, nos confunde. Hemos pasado de la época de la información a la época de la desinformación. Por lo tanto, eres tú quien debe decidir qué lees, cómo lo lees y, lo más importante, dónde lo lees. ¿Qué fuentes consultas para forjar tus conocimientos? ¿De dónde proceden los datos que comparten? ¿Quién hay detrás de las cuentas que sigues? ¡Hay que aprender a elegir fuentes de información adecuadas! Está en tus manos. Y es uno de los motivos por los que decidí escribir este libro.

Si eres uno/a de los/las que se encuentran intoxicados/as de tanta información y confundidos/as acerca de lo que va bien para su piel, quizá sea el momento de adentrarte en estas páginas.

LAS TÉCNICAS DE MARKETING

El conocimiento es poder. Espero que, al acabar este libro, tengas todo el poder que necesitas para diferenciar qué productos realmente son útiles para tu piel y qué recomendaciones están vacías.

¡No te dejes seducir por las técnicas de marketing! Te van a prometer productos milagrosos que mejoran tu piel en un día. Y, como en todo, el cuidado de la piel y el tratamiento de sus patologías requieren su tiempo. Si sabes que la capa más externa de la piel se renueva aproximadamente cada 28 días, te será fácil entender que con toda probabilidad la mayoría de los productos necesitan casi un mes para dar resultados. Si sabes que científicamente es imposible cerrar los poros, desconfiarás de aquellos productos que prometen hacerlo. No existen los productos milagro, pero sí las rutinas efectivas. Con la salud no se debería negociar. ¡No debemos dejarnos llevar por la publicidad de la cosmética que promete resultados imposibles! Aprende a leer bien las etiquetas de los productos sin dejarte guiar por las leyendas de los envases, los colores o las fotos. Y desconfía cuando te recomienden adquirir un producto sin antes valorar tu piel. Que esté de moda no significa que tu piel lo necesite.

Cada piel tiene sus necesidades. Tampoco te guíes en exceso por las percepciones y experiencias de las personas de tu entorno. Cada piel es única, distinta de cualquier otra; ni tus familiares ni tus amigos, aun de tu misma edad, pueden obtener idéntico beneficio de un determinado producto. Recuerda que lo que le va bien a una piel quizá no le vaya bien a otra.

Si tienes dudas, aquí estamos nosotros para acompañarte en el camino. Médicos dermatólogos, farmacéuticos y cosmetólogos estamos formados para aconsejarte y recomendarte los productos que tu piel y tu pelo necesitan en cada momento de la vida. Los dermatólogos no solo prevenimos y detectamos el cáncer de piel, tratamos o mejoramos distintas patologías cutáneas de nuestros pacientes, sino que también tenemos la gran oportunidad de asesorarte estéticamente a lo largo de los años con sensatez y rigor científico.

¡El conocimiento no sirve de nada si no se comparte! Compartir conocimiento enriquece a nivel individual y colectivo, y hoy más que nunca es tremendamente sencillo, fácil y accesible. Para mí, el hecho de poder compartirlo contigo a través de este libro es sin ninguna duda fantástico.

Puntos clave

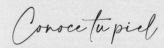

- La piel es el órgano más extenso del cuerpo humano, y es nuestra responsabilidad mantenerla íntegra y bien atendida.

- El conocimiento médico ya no es monopolio de los médicos, pero el exceso de información desinforma y confunde.

- No te dejes seducir por las técnicas de publicidad y marketing. Los productos milagro no existen.

- Médicos dermatólogos, farmacéuticos y cosmetólogos estamos formados para aconsejarte y recomendarte los productos que tu piel y tu pelo necesitan en cada momento de tu vida.

Capítulo 2

LA ESTRUCTURA DE LA PIEL

¿DE QUÉ ESTÁ FORMADA NUESTRA PIEL?

Este es el típico capítulo teórico que suele dar pereza leer. Sin embargo, te recomiendo que no te lo saltes y le des una oportunidad. Gracias a él, comprenderás todo lo que viene después. Son las bases de la dermatología, e intentaré explicártelo de la manera más amena posible. ¡Hay que entender cómo funciona nuestra piel para poder conocerla!

La piel nos aporta firmeza, crea una barrera con el medio externo, nos protege de los impactos y tiene capacidad de almacenar grasa, y para ello está organizada en tres capas: la epidermis, la dermis y la hipodermis.

Son tres capas muy características, con componentes muy diferenciados y en las que encontramos células muy distintas: la epidermis (queratinocitos y melanocitos), la dermis (fibroblastos) y la hipodermis (adipocitos).

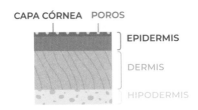

¿QUIÉN EJERCE UNA PERFECTA BARRERA?

La epidermis es la capa más externa, la que está en contacto con el mundo exterior, y, por lo tanto, la que recibe sin cesar todas las agresiones. Es la capa que podemos ver y tocar, y se halla en constante movimiento. ¡Se renueva aproximadamente cada 28 días! Es la capa en la que actúan principalmente los productos y activos hidratantes que aplicamos sobre nuestra piel. ¡Ya nos gustaría que llegaran más adentro!

La epidermis contiene unas células llamadas «queratinocitos», que producen queratina y que se organizan en cinco estratos: basal, espinoso, granuloso, lúcido y córneo. Los queratinocitos migran desde el estrato basal de la epidermis, donde nacen, hasta la parte más superficial, donde mueren y terminan por desprenderse.

Un queratinocito humano vive aproximadamente un mes, que es lo que tarda en atravesar estos cinco estratos. Por eso decimos que la piel se renueva aproximadamente cada 28 días. Con activos cosméticos como los hidroxiácidos y los retinoides, podemos modificar y acelerar este proceso. De hecho, agilizar el ciclo epidérmico es uno de los puntos clave que usamos en el tratamiento de la piel. ¡Lo irás descubriendo!

El estrato basal es el más profundo de la epidermis. Se trata del lugar en donde se forman y se duplican los queratinocitos que posteriormente van migrando a la superficie de la piel pasando por el resto de los cuatro estratos. En esta capa también encontramos los melanocitos, que son los encargados de producir la melanina que protege a nuestras células de la radiación ultravioleta y que le da color a nuestra piel. (Hablaremos más de ellos en el capítulo «Lo que debes saber del color de la piel».)

El estrato espinoso es el segundo, el estrato granuloso el tercero, y el estrato lúcido (solo presente en palmas y plantas) el cuarto. A través de ellos, los queratinocitos van madurando y experimentando una serie de cambios; y producen la queratina y los lípidos epidérmicos necesarios para la función de barrera de nuestra piel.

El estrato córneo es el más externo y el que está en contacto con el medio exterior. En él encontramos los queratinocitos que llegan al final de su vida, pierden sus núcleos, se aplanan y cambian de nombre. Pasamos de llamarlos «queratinocitos» a «corneocitos». En este estrato, los corneocitos se rodean de la queratina y los lípidos que han formado en el camino, y crean una barrera compacta que nos protege frente a la deshidratación, los patógenos y los daños físicos y químicos. Nos hace «casi» impermeables.

Finalmente, con el paso de los días, estas células muertas se desprenden y se descaman. Si todo funciona de manera correcta, se trata de una descamación tan fina que no es perceptible por el ojo humano. ¡No nos damos cuenta! Sin embargo, cuando el proceso se altera la piel se vuelve seca, tirante y áspera; con escamas visibles e irritaciones.

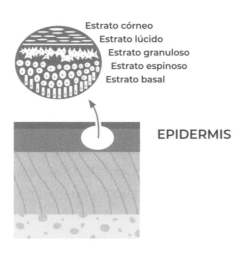

Estrato córneo
Estrato lúcido
Estrato granuloso
Estrato espinoso
Estrato basal

EPIDERMIS

¿QUIÉN APORTA FIRMEZA?

La dermis es la capa media de la piel, situada bajo la epidermis, a la cual se une con firmeza mediante la membrana basal. La dermis es la segunda línea de defensa.

Está compuesta principalmente por fibras de colágeno y elastina que aportan fuerza y flexibilidad a nuestra piel. Estas fibras están impregnadas de una sustancia tipo gel, el ácido hialurónico, que tiene una gran capacidad de atraer agua y preservar el volumen de la piel. Como si se tratara de una esponja, el ácido hialurónico es capaz de retener más de mil veces su peso en agua. Gracias a estas propiedades, la dermis mantiene nuestra piel hidratada, firme y tersa, a la vez que elástica.

La dermis es también muy rica en terminaciones nerviosas, receptores sensitivos y vasos sanguíneos. La dermis es, por lo tanto, la parte de piel que sangra y duele cuando sufrimos un corte superficial. En ella encontramos los fibroblastos, que son las células encargadas del proceso de cicatrización, del cual hablaré más adelante en este mismo capítulo.

La vascularización de la dermis permite un suministro eficiente de nutrientes y oxígeno a la epidermis. ¿Sabías que la epidermis carece de vasos sanguíneos? Por un lado, la dermis nutre y oxigena la epidermis, y, por el otro, la epidermis la protege del exterior para que siga ejerciendo sus funciones. ¡Ambas capas se complementan! Además, los vasos sanguíneos de la dermis desempeñan una función termorreguladora, ya que se contraen cuando hace frío y se dilatan cuando hace calor. También reaccionan frente a las emociones, y son en parte responsables de que nos sonrojemos por vergüenza o palidezcamos por miedo. ¡Te lo explicaré más adelante!

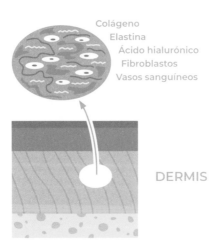

Colágeno
Elastina
Ácido hialurónico
Fibroblastos
Vasos sanguíneos

DERMIS

¿DÓNDE SE ALMACENA LA GRASA?

La hipodermis es la capa más interna de la piel, situada por debajo de la dermis, y por este motivo se la conoce también con el nombre de «tejido subcutáneo». ¿Sabías que la palabra «subcutáneo» significa «debajo de la piel» en latín, e «hipodermis», en griego, también equivale a «debajo de la piel»? En medicina los nombres suelen ser muy descriptivos.

Esta capa la forma la grasa que hay debajo de la piel y su función principal es almacenar energía. Además, se trata de un excelente aislante, por lo que nos ayuda a mantener la temperatura corporal juntamente con otros mecanismos.

Pero eso no es todo. La hipodermis funciona también como un amortiguador, ya que protege nuestros huesos y órganos internos de los impactos, y, gracias a su consistencia, aporta movilidad a la piel. Como ves, resulta muy necesaria, por lo que buscar la delgadez extrema minimizando y reduciendo el contenido de esta capa no es una buena idea.

Se compone principalmente de adipocitos, las células que producen y almacenan lípidos, que se agrupan entre sí formando un aspecto almohadillado mediante los septos fibrosos que los sostienen.

¿Sabías que el número, el tamaño y la distribución de los adipocitos es distinto en las diversas partes del cuerpo? El tejido subcutáneo es más abundante en zonas como los glúteos, los muslos y el abdomen. ¡Su distribución suele variar en hombres y en mujeres! En los hombres tiende a acumularse por encima de la cintura, en la parte baja del abdomen y espalda, y en las mujeres debajo en los muslos, los glúteos y las caderas.

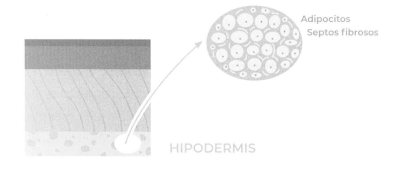

Adipocitos
Septos fibrosos

HIPODERMIS

Aprende más: Cuando adelgazamos, disminuimos el tamaño de nuestros adipocitos pero no su cantidad. ¡Las células se vacían de grasa! Pero el número de adipocitos prácticamente es el mismo. Reducir el número de adipocitos es algo que prácticamente solo se consigue con una liposucción.

¿POR QUÉ TENEMOS CELULITIS?

La celulitis o piel de naranja forma parte de los cuerpos reales. Si bien es cierto que su volumen aumenta cuando ganamos peso, la celulitis también aparece en personas delgadas, por lo que debemos verla como algo normal.

Afecta a casi el 90 % de las mujeres, suele aparecer en la adolescencia y tiene mucha relación con las hormonas femeninas y la edad reproductiva. No obstante, la vida sedentaria, las dietas hipercalóricas ricas en grasas y carbohidratos, el estrés y el abuso del tabaco y el alcohol contribuyen a la acumulación de tejido graso y a que la celulitis sea más visible.

¿Sabes por qué surgen los hoyuelos? En las zonas en las que aparece la celulitis se acumula tejido adiposo y se produce una herniación de la grasa del subcutáneo hacia la dermis. En estas zonas los septos fibrosos del subcutáneo pierden su disposición oblicua y se sitúan en vertical, perdiendo tensión y permitiendo la herniación del tejido.

Tener celulitis es normal, pero podemos mejorar el aspecto de la piel siguiendo unos hábitos de vida saludables, una alimentación equilibrada y practicando ejercicio físico regular. De todos modos, no te obsesiones y recuerda que incluso un cuerpo saludable, en su peso ideal y en buena forma física, tiene hoyuelos en los muslos. ¡Normalicemos los cuerpos reales!

Celulitis

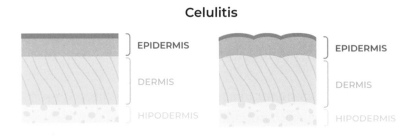

Aprende más: Técnicas como los ultrasonidos, la radiofrecuencia y los infrarrojos pueden contribuir a la mejoría del tejido adiposo mediante la emisión de ondas controladas que penetran en la piel. También hay sustancias que, aplicadas tópicamente, ejercen un ligero efecto lipolítico y activan la microcirculación. Sin embargo, su penetración es muy baja, por lo que en muchas ocasiones no nos permiten obtener los resultados deseados. Los masajes promueven el drenaje linfático y mejoran el aspecto de la piel al eliminar el exceso de líquido, pero requieren un mantenimiento a largo plazo.

PELOS, GLÁNDULAS Y UÑAS

Aunque el título de este tema no resulte atractivo, no debemos ignorar estos componentes de nuestra piel. Los folículos pilosos, las glándulas sebáceas (que producen secreciones ricas en lípidos), las glándulas sudoríparas (que producen secreciones ricas en agua y sales minerales) y las uñas se conocen científicamente como «anejos cutáneos». Son fundamentales para el correcto funcionamiento de nuestro cuerpo.

Los pelos, las glándulas sudoríparas (de sudor) y las glándulas sebáceas (de grasa) están estrechamente relacionados. Se originan en la dermis y atraviesan la piel hasta llegar a la superficie. Lo hacen a través de unos canales o túneles que son lo que conocemos comúnmente como los «poros». Un poro nunca se puede cerrar por completo. No podríamos vivir sin ellos, son necesarios para la vida.

¿Sabías que los folículos pilosos y las glándulas sebáceas casi siempre van juntos? Por este motivo las áreas de piel en donde hay mucho pelo, como el cuero cabelludo, suelen ser más grasas. ¡El diseño del cuerpo humano es increíble! Curiosamente, las palmas de las manos y las plantas de los pies carecen de pelo, y, por lo tanto, prácticamente no tienen glándulas sebáceas. Si hubiera sebo en las palmas no podríamos agarrar bien los objetos, y si lo hubiera en las plantas de los pies... ¡nos resbalaríamos al caminar!

¿Y las glándulas sudoríparas? Los humanos tenemos millones de glándulas sudoríparas distribuidas por todo el cuerpo y, aunque probablemente no lo imagines, el sudor tiene muchas funciones. Te las revelaré más adelante en el capítulo «El sudor. Mitos y leyendas».

Aprende más: Hay dos tipos de poros. Por un lado, están los poros mediante los cuales las glándulas sudoríparas eliminan el sudor y que están distribuidos a lo largo de todo nuestro cuerpo. Estos poros no suelen preocuparnos, ya que son tan diminutos que casi no los vemos. Sin embargo, los poros mediante los cuales los folículos pilosos y las glándulas sebáceas se abren al exterior suelen ser más visibles y nos traen de cabeza, sobre todo los que están situados en la cara, en la zona de la nariz, las mejillas, la barbilla y, en algunos casos, también los de la frente. Aunque los poros no se pueden cerrar, podemos mejorar su aspecto mediante activos cosméticos y rutinas adecuadas de limpieza.

¿CÓMO SE CURAN LAS HERIDAS?

A lo largo de la vida sufrimos heridas de todo tipo. Hay algunas que no dejan huella visible, como las emocionales. Sin embargo, vamos a centrarnos en las físicas que ocurren sobre nuestra piel.

Cuando se produce una herida el cuerpo se activa de manera instantánea para repararla. Este proceso se conoce como «cicatrización», e incluye varias fases como detener el sangrado, reparar los tejidos y cerrar la herida. La curación de las heridas pasa, por lo tanto, por varias etapas consecutivas.

Tras el traumatismo, la sangre poco a poco se coagula, se seca y forma una membrana con superficie dura que se adhiere a la herida y que conocemos comúnmente con el nombre de «costra». Y es que las costras no son otra cosa que restos secos de sangre que se adhieren a la superficie de nuestra piel. Son muy importantes, pues protegen la herida mientras la piel lesionada se repara. ¡No las arranques! Si lo haces, la piel volverá a sangrar, aparecerán nuevas costras y probablemente la inflamación repetida dejará una cicatriz más visible.

¿Sabes qué ocurre bajo la costra? Por un lado, nuestro cuerpo va eliminando las células dañadas y destruye el tejido que ha sido lesionado. Por otro lado, llegan a la zona células inmunitarias y factores de crecimiento que preparan el terreno para recuperarse. Los fibroblastos, que se encuentran en la dermis, sintetizan fibras de colágeno y lentamente aproximan los bordes de la herida hasta que consiguen cerrarla por completo. El cuerpo también tiene mecanismos para defenderse de los gérmenes y los microorganismos extraños. Si esto falla, aparece una infección.

En los meses posteriores, aunque la herida esté cerrada, nuestra piel sigue trabajando. El colágeno y las fibras de elastina continúan sintetizándose en la piel dañada para devolverle parte de su firmeza y resistencia. ¡La zona sigue siendo frágil durante años! No solo debemos cuidar las cicatrices cuando son recientes, sino que es importante hacerlo a largo plazo. Y no olvides protegerlas muy bien del sol para que no se oscurezcan.

¿POR QUÉ PICAN LAS CICATRICES?

Cuando se daña la piel nada vuelve a ser igual. Debes imaginar la piel como una capa continua y, aunque cicatrice correctamente tras una herida, siempre va a quedar una secuela. Muchas cicatrices son imperceptibles a simple vista, pero a nivel microscópico hay un tejido fibroso que delata su existencia. Por desgracia, el proceso de cicatrización no es perfecto.

Además, en algunas ocasiones el proceso de cicatrización se altera y aparecen cicatrices grandes y voluminosas que conocemos como «cicatrices hipertróficas» y «cicatrices queloides». Las cicatrices hipertróficas y las cicatrices queloides se parecen, pero no son lo mismo. Las primeras, por muy grandes que sean, están siempre limitadas a los bordes originales de la herida, mientras que las segundas se extienden más allá de los bordes de la lesión original.

En ambas el proceso de reparación tiene lugar de manera excesiva y son frecuentes en zonas que experimentan una gran tensión, como el tórax, el esternón, la espalda y las articulaciones. En muchas ocasiones estas cicatrices aparecen tras un traumatismo importante, una inflamación exagerada de la herida o una infección, y debes saber que existe una predisposición individual a sufrirlas que viene marcada por la genética. Si tienes una, es probable que desarrolles alguna más en lesiones futuras.

¡Me pica la cicatriz! ¿Te ha pasado alguna vez? Todo tiene una explicación. Cuando aparece una cicatriz es que la herida ha llegado, como mínimo, hasta la dermis. Y recuerda que en la dermis hay vasos sanguíneos y terminaciones nerviosas. Cuando se rompen los vasos sanguíneos, sangramos, y cuando se excitan y afectan las terminaciones nerviosas, sentimos dolor. El cuerpo repara fácilmente el sangrado, pero la recuperación de las terminaciones nerviosas no es tan sencilla. Las terminaciones nerviosas rotas y en proceso de reparación están muy activas. Esto nos ocasiona un dolor, un picor y una sensación de quemazón o angustia que puede mantenerse a lo largo de los días y de los meses incluso ante el mínimo roce.

Si es tu caso, no lo dejes pasar y consulta, ya que existen diversos tipos de tratamientos que disminuyen la sensación de dolor o picor. ¡Si te pica, no te rasques! Entrarás en un círculo vicioso. Sé que a veces el picor es tan intenso que no podemos evitar rascarnos, pero debes saber que esto empeora la situación. El rascado produce una sensación placentera inmediata, pero a su vez perpetúa el picor. Recuerda el refrán: «El comer y el rascar, todo es empezar».

Puntos clave

La estructura de la piel

- La piel está organizada en tres capas: la epidermis, la dermis y el subcutáneo.

- La epidermis es la capa más externa y, por lo tanto, la que recibe constantemente todas las agresiones. Está formada por queratinocitos que se distribuyen en cinco estratos.

- La dermis aporta firmeza gracias a su contenido en fibras de colágeno y elastina, ácido hialurónico y fibroblastos.

- En el subcutáneo encontramos los adipocitos que almacenan grasa, mantienen la temperatura corporal y amortiguan los golpes.

- Los folículos pilosos, las glándulas sebáceas, las glándulas sudoríparas y las uñas se conocen científicamente como «anejos cutáneos».

- El proceso de cicatrización no es perfecto.

Capítulo 3

EN LA PIEL HAY ALGO MÁS QUE CÉLULAS

NUESTRA BARRERA NATURAL

Hemos visto que la función de los poros es, en gran parte, permitir la salida del sudor de las glándulas sudoríparas y de los lípidos producidos por las glándulas sebáceas. Pero ¿para qué sirven todas estas secreciones? ¿Son realmente necesarias para nuestra piel?

La naturaleza es sabia y si algo está presente siempre es por algún motivo. Cuando se juntan la secreción grasa de las glándulas sebáceas, los lípidos epidérmicos y la secreción acuosa del sudor, se obtiene una emulsión de agua y grasa que cubre y lubrica nuestra piel. Es lo que conocemos como «película hidrolipídica».

Nuestra piel está untada con esta mezcla que contribuye a la función de barrera protectora. Un estrato córneo estable (el más externo de la epidermis) y una película hidrolipídica intacta forman una capa perfecta que nos protege del exterior y limita la penetración de sustancias externas y patógenos como bacterias y hongos. Además, esta óptima combinación de agua y grasa actúa conjuntamente para permitir el correcto desarrollo de la flora microbiana benigna de la piel.

Piel sana in corpore sano

La parte acuosa de esta mezcla hidrolipídica se conoce como «manto ácido protector» y es la responsable de darle a la piel su pH característico. Cuando se altera el pH se desequilibra el estado de nuestra piel, se modifica nuestra microbiota y pueden aparecer diversas patologías, entre las que destacan las dermatitis, el acné o la rosácea. ¡Nuestra barrera natural está en constante peligro! Voy a enseñarte cómo cuidarla.

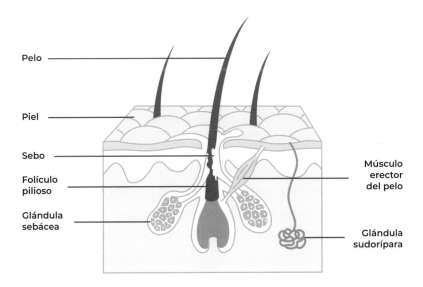

Pelo

Piel

Sebo

Folículo
pilioso

Glándula
sebácea

Músculo
erector
del pelo

Glándula
sudorípara

¿QUÉ PH TIENE LA PIEL?

¿Recuerdas qué es la escala de pH? El pH es el grado de acidez o alcalinidad de los fluidos, varía del 0 al 14 y nos ayuda a clasificar las sustancias. Se define como ácido el pH menor de 7, como neutro el pH igual a 7 y como básico o alcalino el pH mayor de 7.

Si has leído con atención el apartado anterior, recordarás que es el manto ácido el que le da el valor de pH al órgano más grande de nuestro cuerpo. Esto no es al azar. ¡El pH de la piel es ácido! Y se encuentra concretamente alrededor de 5,5.

Resulta que un pH de 5,5 es el medio ideal para que vivan los microorganismos afines a la piel o microorganismos «buenos», para la correcta formación de los lípidos epidérmicos y para favorecer una correcta regeneración de la piel. Un pH 5,5 mantiene nuestra piel en equilibrio.

¿Sabías que nuestro pH varía ligeramente a lo largo de las diversas etapas de la vida? La piel del bebé tiene un pH más elevado, ya que su manto ácido protector todavía no está completamente formado. A medida que nos hacemos mayores, el pH promedio alcanza un valor de 5,5, el cual debemos lograr mantener estable y en equilibrio. Con los años y el impacto de los factores externos como la luz ultravioleta y la contaminación, la piel se vuelve más alcalina, deshidratada y apagada. Por este motivo, en pieles maduras, la acidificación controlada mediante la incorporación de ácidos en las rutinas de cuidado de la piel es muy habitual. Además de lograr un efecto renovador de la epidermis, nos ayudan a normalizar la función de barrera y a recuperar la integridad de nuestra piel.

Nuestro pH también varía ligeramente según la zona del cuerpo a la que hagamos referencia. ¡No todas las zonas de nuestra piel tienen el mismo pH! Te lo explicaré en profundidad en el capítulo «¿Toda nuestra piel es igual?».

¿QUÉ ALTERA NUESTRO PH?

El pH de nuestra piel está en constante peligro. Muchos factores pueden interferir con el delicado equilibrio del manto ácido de la piel, tanto externa como internamente. Todo lo que entra en contacto con nuestra piel (productos, tabaco, aire, agua, sol, contaminación) puede modificar nuestro manto ácido y, en consecuencia, alterar la capacidad protectora de nuestra piel.

Estamos constantemente expuestos a estímulos que llevan nuestra piel a situaciones extremas. La mayoría de los jabones y productos de limpieza, ya sean para la ropa, la casa o la piel, son tensioactivos o surfactantes que se unen a las grasas y al agua facilitando el lavado. No obstante, también son los principales causantes de que nuestra película hidrolipídica y nuestro manto ácido se alteren.

La historia del jabón es muy interesante y ha ido evolucionando a lo largo de los años. Los jabones tradicionales en pastilla se obtienen mediante una reacción que conocemos como «saponificación». Suelen estar compuestos de materias grasas como los aceites, que reaccionan con una sustancia alcalina (sosa o potasa) y dan como resultado un producto con pH básico o alcalino entre 7 y 10.

Nuestra piel tiene una capacidad natural neutralizante y es capaz de recuperar su pH fisiológico de 5,5. ¡Una piel sana y sin patología vuelve fácilmente a su pH! Sin embargo, a las pieles sensibles y atópicas les cuesta mucho más recuperar el pH fisiológico. Los lavados repetidos alteran el equilibrio del sistema y cuando el pH de la piel sube hasta valores alcalinos se deteriora la función de barrera. Cuanto mayor es el pH del producto utilizado, y más potentes los tensioactivos, mayor es la alteración de nuestro manto ácido. Es entonces cuando aparecen las descamaciones y las irritaciones, y el problema empeora cuando lo combinamos con agua caliente. ¡El agua caliente puede deshidratar la piel!

¿Sabías que el agua también altera el pH de nuestra piel? Hay que ir con cuidado con las duchas o los baños muy frecuentes (más de una vez al día) durante demasiado tiempo y con agua muy caliente. El agua del grifo suele tener un pH mayor de 7 debido a la presencia de calcio y sales, y puede llegar incluso a valores de pH de 8 y 9 cuando hablamos de «agua dura», es decir, cuando contiene una alta cantidad de minerales.

Combinar una ducha larga con agua caliente y un jabón inadecuado puede tener consecuencias en tu piel. Nuestra piel necesita duchas cortas con agua tibia y el planeta también. Ahorrar agua nos beneficia en todos los sentidos. ¡No dejes que tu espejo se empañe! Un espejo empañado es un indicador de que el agua estaba demasiado caliente y de que el grifo ha estado abierto durante demasiado tiempo.

¿EXISTE EL JABÓN SIN JABÓN?

Una piel sana es capaz de recuperar su manto ácido y su barrera hidrolipídica en poco tiempo; no obstante, a la larga la mayoría de los jabones alcalinos alteran nuestra capacidad de neutralización natural. La piel tiene la capacidad de equilibrar el pH, pero todo tiene un límite.

Entonces ¿hay alguna opción más recomendable que el jabón? ¿Cómo mantenemos nuestro pH alrededor de 5,5? Para mantener nuestra barrera hidrolipídica y nuestro manto ácido protector equilibrado lo ideal es aplicar productos que tengan una acidez similar, que respeten el pH natural y que conserven la piel en buen estado. Muchos productos de higiene están formulados para ser afines al pH natural de la piel, pero debemos fijarnos también en sus propiedades e ingredientes, y decantarnos por aquellos que contengan surfactantes o tensioactivos suaves con una buena tolerabilidad cutánea.

Una opción son los productos *syndet* (del inglés *synthetic detergent*), que son productos de higiene, tanto facial como corporal, con un pH alrededor de 5,5 que respetan la película hidrolipídica y el manto ácido protector de nuestra piel. Son los que coloquialmente se conocen como «jabón sin jabón» y que limpian a la vez que preservan nuestra barrera cutánea. ¡En ocasiones hacen menos espuma! Pero tienes que dejar de asociar espuma con limpieza, ya que no siempre es así.

Un gel o un jabón pueden limpiar igual de bien independientemente de que hagan más o menos espuma. La espuma de los productos de higiene se forma gracias a ciertos ingredientes espumantes que se agregan a las fórmulas para que se generen las burbujas que tanto nos gustan cuando nos duchamos. Como se tiende a relacionar la espuma con la capacidad limpiadora, casi todos lo incorporan. No es ni bueno ni malo, pero debes tener claro que más espuma no implica más limpieza.

Aprende más: Recuerda que la alternativa sólida de los productos de higiene es mucho más sostenible, ya que ahorra mucho plástico y el producto suele durar mucho más tiempo. ¡Además, suelen ser más económicos!

ESTAMOS CUBIERTOS POR MILLONES DE BACTERIAS

¿Sabías que estamos cubiertos por millones de microorganismos? Nuestra piel está repleta de vida. En ella encontramos un ecosistema vivo, invisible a nuestros ojos, que está formado por bacterias, hongos, parásitos y virus. Es lo que clásicamente se llama «flora cutánea» y que en la actualidad conocemos como «microbiota».

La microbiota no solo se encuentra en la epidermis sino que es un ecosistema que se extiende por todo nuestro organismo como, por ejemplo, en el intestino, donde tiene también un papel fundamental.

Nuestra microbiota es un sello de identidad. Es única y la heredamos en gran parte al nacer, cuando tenemos el primer contacto con el exterior. El conjunto de microorganismos que viven con nosotros depende, por lo tanto, de nuestra familia, del lugar en el que residimos, del clima, de la alimentación, de la exposición ambiental, de la contaminación, de la toma de medicamentos y del contacto con otros seres durante toda nuestra vida. De hecho, nuestra microbiota cambia constantemente a lo largo de los años y, aunque se parece entre todos los humanos, es única en cada uno de nosotros.

El estudio de la microbiota humana y su funcionamiento es un ámbito muy amplio que se está empezando a explorar. Sorprendentemente, está abriendo una gran puerta al conocimiento de múltiples enfermedades sistémicas como la obesidad y la diabetes y nos ayuda a comprenderlas, y, evidentemente, también está implicada en los procesos que ocurren en nuestra piel.

¡Los microorganismos y bacterias presentes en el cuerpo influyen directamente en las enfermedades inflamatorias de la piel! Es como una competición; si predominan los «buenos», no hay espacio para los «malos». Los microorganismos que habitan en nuestra superficie nos ayudan a defendernos de agentes infecciosos nocivos del entorno, modulan el sistema inmune sistémico y contribuyen a mantener el pH adecuado de nuestra piel para que la barrera cutánea se mantenga indemne. Vivimos en armonía con nuestra microbiota cutánea. Una flora cutánea equilibrada y estable impide el desarrollo de bacterias «malas» asociadas a enfermedades como el acné, la rosácea, la psoriasis y la dermatitis atópica. Debemos cuidar y respetar nuestra flora cutánea, la cual vive en la mezcla de agua y grasa que encontramos en la superficie de nuestra piel. Ella nos protege y nosotros debemos protegerla también.

PROBIÓTICOS Y PREBIÓTICOS

El estrés, las limpiezas agresivas, la exposición al sol, la contaminación, el tabaco y la alteración del pH de nuestra piel por cualquier otro motivo pueden desequilibrar la microbiota cutánea y dar paso a que los microorganismos patógenos proliferen. Por eso es tan importante usar productos cosméticos suaves que respeten nuestra barrera hidrolipídica y mantengan nuestro pH. Si conservamos nuestro manto ácido natural estable, nuestra microbiota estará en las mejores condiciones.

¿Se puede recuperar y restablecer nuestro ecosistema cuando se encuentra alterado? ¿Podemos modificar los microorganismos que viven con nosotros? No es de extrañar que también se esté investigando cómo restablecer la microbiota en aquellos pacientes que ya la tienen alterada. Aunque es un tema del cual se conoce todavía muy poco, se trata de un campo de estudio en auge y debes entender bien en qué consiste.

Debes saber que existen dos maneras de mantener el equilibrio de nuestra microbiota. Por un lado, podemos ayudar a que los microorganismos que ya están en nuestro organismo crezcan y se reproduzcan dándoles los alimentos que necesitan, gracias a los prebióticos que funcionan como fertilizantes y que suelen estar compuestos por carbohidratos vegetales. Por otro lado, podemos añadir microorganismos vivos directamente a nuestro cuerpo gracias a los probióticos.

Hoy en día los prebióticos y los probióticos, tanto a través de la dieta como en suplementos, se usan de manera habitual para regular la flora intestinal. Pero no debemos olvidar que nuestro organismo es «un todo» y que el intestino y la piel están conectados. Por lo tanto, administrados por vía oral, los prebióticos y los probióticos también tienen un papel en el control y tratamiento de las enfermedades cutáneas.

No obstante, cada vez será más común verlos entre los componentes de los productos cosméticos para proteger y restablecer directamente nuestra microbiota cutánea.

Aprende más: En cosmética se están desarrollando lo que se conoce como «probióticos lisados», que son fragmentos de microorganismos que se «rompen» y se inactivan para evitar que supongan una carga bacteriana en la crema. Interesante, ¿verdad?

Puntos clave

En la piel, hay algo más que células

- La piel tiene un pH de aproximadamente 5,5.

- La mayoría de los jabones alteran nuestra capacidad de neutralización natural.

- Los productos de higiene de tipo *syndet* (del inglés *synthetic detergent*) respetan el pH de la piel y mantienen el manto ácido en buen estado.

- Nuestra piel está repleta de vida y nuestro cuerpo es un ecosistema.

- Vivimos en armonía con los microorganismos que habitan en nuestra piel y nuestro intestino.

- Los prebióticos y los probióticos pueden ayudarnos a restablecer nuestra microbiota cutánea.

Capítulo 4

¿TODA NUESTRA PIEL ES IGUAL?

ENCUENTRA LAS DIFERENCIAS

¿Te has planteado alguna vez por qué existen productos destinados para la piel de las distintas zonas del cuerpo? Hay productos para la cara, para el cuero cabelludo, para las manos, para los pies, para las axilas, para la zona genital... ¿Tiene esto realmente sentido?

Debes saber que, aunque a toda nuestra envoltura la llamamos «piel», su estructura y su comportamiento varían en función de la localización en nuestro cuerpo. La piel, al ser un órgano tan extenso, recubre áreas con funciones muy diversas y ha adaptado su estructura a la zona en la que se encuentra.

La estructura de la piel, así como la cantidad de pelos, glándulas sebáceas y glándulas sudoríparas en su superficie, no es la misma en la cara, el cuero cabelludo, las manos, los pies y las axilas. La piel delgada del párpado, por ejemplo, permite una correcta movilidad al abrir y cerrar los ojos; sin embargo, la piel gruesa del talón posibilita que esta zona resista el peso de nuestro cuerpo y el roce ocasionado al caminar. Del mismo modo, la piel del cuero cabelludo, que contiene incontables folículos pilosos, no es igual que la de la cara, aunque sean zonas contiguas. Y así a lo largo de todo nuestro cuerpo. Si te observas, verás las diferencias.

Pero no solo hay diferencias en la estructura, también hay ligeros cambios en el pH. Estos cambios le dan a cada zona unas características específicas, y en consecuencia una necesidad de cuidados individualizados. Si bien hemos aprendido que la mayor parte de la piel tiene un pH alrededor de 5,5, debes saber que el pH difiere ligeramente en las diversas áreas de nuestra piel. ¡Todo se complica! En general, cuanto más grasa es la piel y más sebo se produce, más ácido es el pH debido al manto ácido protector. La cara, las orejas, el cuero cabelludo y la parte superior del tronco tienen glándulas sebáceas más grandes y activas, por lo que suelen ser zonas más ácidas.

¿Recuerdas que en nuestra piel viven millones de microorganismos? Cada zona de nuestra piel tiene también una proporción de microorganismos distinta que le otorga propiedades únicas. No hay la misma flora cutánea en las axilas, en la cara, en los pies ni en el área genital. La composición de la microbiota cutánea presenta grandes variaciones según el área corporal que recubre.

Estas diferencias determinan que la piel de cada zona deba recibir un cuidado y un tratamiento acordes a sus características. Es fácil entonces entender por qué recomendamos productos distintos para el cuidado y la higiene de la cara, del cuero cabelludo, de las manos, de los pies, de las axilas y del área genital. ¡No todo sirve para todo!

LA PIEL DE LA CARA

La piel de la cara es especialmente delgada y sensible. Está casi siempre al descubierto y en contacto constante con factores externos como el sol, el frío, el viento y la contaminación. La cara es por lo tanto una de las áreas de nuestra piel que más sufren, y en la que se refleja también nuestro estado de salud general. Además, es la parte de nuestro cuerpo que más nos preocupa, ya que su aspecto puede influir en la autoestima.

La piel de la cara experimenta múltiples cambios a lo largo de la vida y por este motivo existen innumerables productos destinados a su cuidado. Hay quien la tiene más grasa y hay quien la tiene más seca, pero sea como sea siempre evoluciona con nosotros. Pese a que se trata de una pequeña parte de nuestra superficie, es una zona muy delicada que aprenderemos a cuidar juntos a lo largo de estas páginas.

En la zona de la cara destacan los labios, que también reciben gran parte de estas agresiones externas y requieren cuidados especiales, y los párpados, que son todavía más finos y sensibles.

De hecho, la piel del contorno de los ojos merece una mención aparte. Dicha piel es más fina que la del resto del cuerpo, y es es más sensible y susceptible de sufrir irritaciones. La piel de los párpados es tan delgada que deja entrever los vasos sanguíneos y adquiere enseguida un color morado. ¡Cuando no descansamos bien aparecen las ojeras!

Además, ¡la piel del contorno de ojos está sometida al constante movimiento del parpadeo! Es uno de los primeros lugares en donde se manifiestan las arrugas finas, por lo que hay que mantener la piel de esta zona bien hidratada y elástica. ¡Suele ser la piel que primero envejece!

Asimismo, la piel de los párpados contiene menor cantidad de glándulas sebáceas, por lo que es una zona más seca, menos grasa, y su pH fisiológico es ligeramente más alto que el del resto de la cara. Por lo tanto, los productos aplicados en esta zona deben tener un pH adecuado que preserve el balance de la zona y que a su vez evite la irritación de los ojos. Hay que ir con mucho cuidado con los cosméticos que aplicamos en la zona para evitar problemas oftalmológicos secundarios; ¡la probabilidad de que el producto nos entre en los ojos es muy alta!

Aprende más: ¡No confundas las bolsas con las ojeras! Las bolsas se forman cuando se acumula grasa o se retienen líquidos. La piel del párpado es muy laxa, por lo que se transparenta más, pero también se distiende más. Es muy difícil reducir las bolsas únicamente con cremas, sobre todo cuando se acumulan lobulillos de grasa. Para ello lo más indicado es la blefaroplastia, una técnica quirúrgica muy extendida para el tratamiento del exceso de piel o grasa de los párpados.

¿QUÉ TIPO DE PIEL TENGO?

Parece una pregunta fácil, ¿verdad? Conocer nuestro tipo de piel es una de esas cosas que se diría que estamos obligados a saber. En el rostro clásicamente se definen cuatro tipos de piel distintos, y a primera vista la respuesta es sencilla: normal, seca, grasa o mixta. ¡Tenemos un 25 % de posibilidades de acertar! Pero... ¿Cuántas veces te has hecho esta pregunta en el espejo y no has logrado encontrar una respuesta? Si de verdad solo hubiera cuatro tipos de piel, resolver el enigma sería muy fácil.

Si somos estrictos, cuando hablamos de tipos de piel nos referimos a las características con las que hemos nacido y que vienen determinadas por nuestra genética. Como ves, simplificar los tipos de piel en cuatro puede ser útil, pero tiene limitaciones. Olvida características como el grosor, el color y la textura de la piel. ¡Realmente hay tantos tipos de piel como personas hay en el mundo! Nuestro tipo de piel nos pertenece.

De todos modos, es cierto que encasillar los infinitos tipos de piel en estos cuatro subtipos nos ayuda a elaborar las rutinas cosméticas y a elegir los productos adecuados para cada persona.

¿Qué define una piel seca? Una piel seca es aquella que produce poco sebo, tiene dificultades para retener la humedad, se descama fácilmente y es propensa a irritaciones. Habitualmente la piel seca es delgada, muestra un aspecto frágil, áspero y apagado, y quien la sufre suele referir una sensación de tirantez. Al tener la función barrera debilitada, tolera peor las agresiones externas y es más propensa a las infecciones. La piel seca necesita ayuda para reforzar su barrera hidrolipídica, por lo que incorporar productos que proporcionen un extra de hidratación en la rutina resulta fundamental.

¿Qué define una piel grasa? Una piel grasa es aquella que posee una elevada producción de sebo. Por lo general la piel grasa es más gruesa, y quien la sufre suele quejarse de los brillos que predominan en la zona de la frente, la barbilla y la nariz. Las personas con piel grasa acostumbran a tener los poros más dilatados y son propensas a presentar puntos negros, comedones cerrados y acné. En este caso, recomendamos cosméticos no comedogénicos y texturas más fluidas que contengan activos seborreguladores que controlen la producción de grasa y eviten la obstrucción de los poros. ¡Una piel grasa también debe ser hidratada! Cuando la piel grasa se deshidrata, tiene tendencia a generar más sebo, pero hay que saber elegir los cosméticos adecuados. (Véase más información en el capítulo «Desmontando algunos mitos».)

¿Qué define una piel mixta? La piel mixta se define como aquella caracterizada por una mezcla de tipos de piel, en donde hay partes más grasas debidas a una hiperproducción de sebo y partes más secas debidas a un déficit de lípidos. Es la más común, ya que en la zona de la frente, la nariz y la barbilla todos tenemos tendencia a secretar un poco más de sebo. En ellas hay que combinar productos. Solemos recomendar rutinas similares a las de la piel grasa, pero con un extra de hidratación en las áreas más secas.

¿Qué significa «piel normal»? Nunca encuentro una definición adecuada para este término que puede tener tantas connotaciones. ¡Lo normal es relativo! Sin embargo, clásicamente, se denomina «piel normal» a aquella en la que no hay ni un exceso ni un déficit de producción de sebo y que conocemos científicamente como piel «eudérmica». La frente, la barbilla y la nariz suelen ser un poco más grasas, pero no en exceso, y en general se trata de una piel que presenta un aspecto mate y luminoso sin tensiones ni brillos. Además, en ella, la proporción entre la secreción sudorípara y grasa es la adecuada. En consecuencia, el estrato córneo está bien hidratado y la barrera hidrolipídica funciona correctamente. Por lo tanto, ¡todas las intervenciones que realicemos en ella deben ir dirigidas a preservar su buen estado e hidratación! Lo que funciona, no lo cambies.

A pesar de las aclaraciones, probablemente sigues teniendo dudas sobre tu tipo de piel. Seguro que hay épocas en las que notas la piel más grasa y momentos en los que la sientes más seca. Y tienes toda la razón, ya que nuestra piel cambia en función del clima en el que vivimos, de las estaciones del año, de los niveles de estrés a los que estamos sometidos y de la etapa de la vida en la que nos encontramos. Sin embargo, lo que cambia no es tu tipo de piel, sino su estado. Te lo cuento a continuación.

Tipos de piel

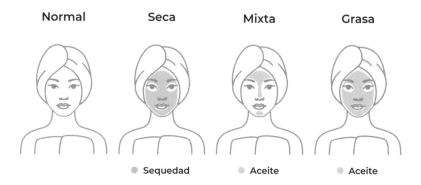

Normal · Seca · Mixta · Grasa

● Sequedad · ● Aceite · ● Aceite

Aprende más: Para que un cosmético sea etiquetado como no comedogénico debe superar una prueba que asegure que no favorece el desarrollo de comedones ni la oclusión de los poros. Además, debes saber que *oil-free* (libre de aceites) no es sinónimo de no comedogénico, puesto que existen aceites no comedogénicos, como el aceite de borraja o el aceite de jojoba, y aceites comedogénicos, como el aceite de coco. De todos modos, siempre hay que valorar las características de la fórmula final de cada producto.

¿QUÉ SON LOS ESTADOS DE LA PIEL?

Una piel en buen estado es fácil de reconocer. Al margen de si es predominantemente grasa, seca, mixta o eudérmica se ve suave, bien hidratada, con pocas imperfecciones y de color homogéneo. Cuando la piel se encuentra en buen estado ejerce de manera correcta sus funciones de barrera.

Sin embargo, en muchas ocasiones la piel entra en desequilibrio y está sensible, irritada, deshidratada, presenta eccemas, acné, rosácea, alteraciones de la pigmentación... Una piel en mal estado puede mostrar multitud de alteraciones, que van a depender del tipo de piel de cada persona y de los factores internos y externos que modifiquen su estabilidad natural.

Los diversos estados de la piel son temporales y modificables, y están influenciados en muchos casos por el uso de productos cosméticos inadecuados, una mala alimentación, alteraciones hormonales, un estilo de vida poco saludable, el clima, la contaminación y el estrés. Todos estos factores van a influir sobre nosotros y, dependiendo de nuestro tipo de piel, nos afectarán más o menos.

A lo largo del libro veremos cómo la edad cronológica y los cambios hormonales que tienen lugar durante la adolescencia, el ciclo menstrual, el embarazo y la menopausia ocasionan un impacto indiscutible sobre el estado de nuestra piel. El clima y la temperatura también alteran la piel, lo notamos enseguida cuando viajamos o cambiamos de lugar de residencia. En general, un clima frío nos seca y un clima caluroso nos engrasa y humedece. Por lo tanto, en invierno las pieles predominantemente secas van a secarse aún más y van a tener tendencia a deshidratarse e irritarse. No obstante, en un clima húmedo y caluroso, las pieles grasas tendrán más tendencia a desarrollar lesiones de acné.

El estrés también impacta sobre el estado de nuestra piel. ¡Y qué decir de la alimentación! Somos lo que comemos. Una dieta equilibrada rica en vegetales y con alto contenido en antioxidantes nos ayuda a reparar los daños que sufre nuestra piel día tras día. Sin embargo, los alimentos ricos en azúcar que nos elevan rápido la glucosa en sangre aumentan la secreción de sebo de las glándulas sebáceas, influyen de manera negativa en el estado de nuestra piel y nos envejecen. El estado de nuestra piel puede variar considerablemente según los diversos factores internos y externos a los que es sometida. (Véanse los capítulos «El paso de los años» y «El futuro de tu piel está en tus manos».)

Una piel en mal estado debe volver a su estado de balance natural. Y para ello es necesario ponerse en manos expertas. Las rutinas tienen que ser siempre personalizadas, y se deben adaptar tanto a la persona como al entorno en el que se encuentra. Desconfía de quien te recomiende insistentemente un producto sin valorar antes tu piel. Cada piel es única y cada momento requiere sus cuidados.

Aprende más: La dermatóloga Leslie Baumann definió 16 tipos de piel basándose en parámetros como la sequedad, la untuosidad, el envejecimiento, la pigmentación, las arrugas y la sensibilidad. Como ves, tuvo en cuenta tanto el tipo de piel como el estado de la piel, y su clasificación es una combinación de ambos. Para identificarlos se usa el cuestionario denominado «Indicador de tipo de piel Baumann» (BSTI, por sus siglas en inglés), el cual se recomienda repetir cada año, ya que el resultado puede cambiar con la edad, las condiciones climáticas, la dieta, el estilo de vida y otros aspectos como el embarazo o la menopausia. De cualquier modo, como todo, se trata de una aproximación y no sustituye la valoración individualizada.

Piel sana in corpore sano

LA PIEL DEL CUERO CABELLUDO

La piel del cuero cabelludo también es especial, ya que contiene una gran cantidad de folículos pilosos y glándulas sebáceas. Es un área de nuestro cuerpo que suele ser más grasa, y como consecuencia, más ácida.

El sebo del cuero cabelludo cubre nuestro pelo y contribuye a mantenerlo sano y brillante; ¡es un acondicionador natural! Pero todo es bueno en su justa medida. Cuando el sebo es excesivo o la higiene deficiente, el cuero cabelludo se irrita, se descama y aparece la caspa. Es lo que conocemos en dermatología como «dermatitis seborreica».

El cuero cabelludo es una zona que requiere unos cuidados especiales, por lo que el uso de champús que hidraten nuestro pelo y respeten su manto ácido resulta fundamental. (Véanse los capítulos «Desenreda las dudas de tu pelo» y «*Love is in the hair*».)

LA PIEL DE LAS AXILAS

Otra área pilosa con características especiales es la axila. En ella encontramos una gran cantidad de glándulas sudoríparas que promueven un ambiente húmedo, y en donde las bacterias y los hongos proliferan con facilidad.

El exceso de sudor, el lavado demasiado frecuente y el uso de productos desodorantes, antitranspirantes o depilatorios alteran el grado de acidez de las axilas, así como la barrera protectora de la piel. Además, es una zona que se rasura habitualmente, lo que promueve la irritación de la piel. En consecuencia, aumenta el riesgo de infecciones por bacterias y hongos. En la piel del área inguinal y genital ocurre algo similar. Véase el capítulo «El sudor. Mitos y leyendas».

LA PIEL DE LAS MANOS Y LOS PIES

¡No debemos olvidar la peculiaridad de la piel de las manos! En la mano hay que diferenciar el dorso de la palma, pues son pieles completamente distintas. La piel del dorso de la mano es fina y delgada, y en ella vemos cómo con el tiempo van apareciendo arrugas y manchas por efecto de los factores externos como el sol. Sin embargo, la palma se caracteriza por una piel gruesa sin pelos ni glándulas sebáceas, pero con muchas glándulas sudoríparas. ¿A quién no le han sudado nunca las palmas de las manos? En los pies ocurre lo mismo con el dorso y la planta.

Las palmas y las plantas tienen otras características muy curiosas. En ellas encontramos unos pliegues milimétricos, los dermatoglifos, que dan lugar a formas únicas e irrepetibles conocidas como «palmetogramas» en las palmas y «pelmatogramas» en las plantas, los cuales identifican a cada uno de los individuos de la especie humana. Sin embargo, en la yema de los dedos el dibujo es más característico y se crea la huella dactilar o digital. La huella digital, los dibujos que se forman en el iris del ojo y la estructura de los vasos sanguíneos de la retina se usan para verificar la identidad de las personas. ¡Son únicos para cada individuo! La autenticación biométrica consiste en identificar individuos en función de sus características, y está actualmente muy extendida para el control de accesos, seguridad y criminalística.

¿A quién no se le ha arrugado nunca la piel de las manos y los pies tras estar un rato en la piscina o en el mar? A diferencia de lo que ocurre en el resto del cuerpo, la piel de las palmas y las plantas se arruga cuando las sumergimos en el agua. Y esto sucede mucho más rápido en agua dulce que en agua salada. Quizá te habrás dado cuenta de que en la playa no se te arrugan tanto los dedos como en la piscina. Además, la temperatura también influye, ya que aparece antes en agua caliente que en agua fría. ¿Sabes por qué se produce? ¿Cuál es la explicación científica? Durante muchos años se sugería un origen bioquímico relacionado con el paso de agua a través de la piel (un proceso complejo que se conoce como «osmosis»); sin embargo, en los últimos años se ha planteado que esta reacción es un reflejo del sistema nervioso. Parece ser que el objetivo de que se arrugue esta piel es mejorar el agarre y la sujeción de los objetos en ambientes muy húmedos, y así evitar el deslizamiento. Interesante, ¿verdad? La naturaleza del cuerpo humano no deja de sorprendernos.

Otro fenómeno habitual en las palmas y las plantas es la aparición de callosidades. Al tratarse de zonas de fricción, el roce excesivo da lugar a un engrosamiento de la capa córnea que percibimos como piel dura y anaranjada. Las callosidades son habituales en los pies, aunque también pueden aparecer en las manos.

Además, las manos son quizá la parte de nuestro cuerpo que más nos lavamos. Los lavados excesivos, así como la ausencia de producción de sebo en las palmas y las plantas, elevan ligeramente el pH de esta zona y alteran su barrera natural. ¿Las consecuencias? Son áreas con tendencia a presentar sequedad, descamación, irritaciones, y las infecciones por bacterias y hongos son frecuentes.

Aprende más: En los pies es muy frecuente una infección por hongos que conocemos como «pie de atleta». Pero no aparece solo en deportistas. Es muy común y afecta al área entre los dedos en donde se acumula un exceso de humedad. Otra infección habitual es la tiña en mocasín, también ocasionada por hongos, y que se manifiesta con descamación y engrosamiento de las plantas.

Puntos clave

¿Toda nuestra piel es igual?

- La estructura de la piel y la presencia de pelos, glándulas sebáceas y glándulas sudoríparas en su superficie no es la misma en la cara, en el cuero cabelludo, en las manos, en los pies y en las axilas.

- El pH y la composición de la microbiota cutánea varían de un área a otra de nuestra piel.

- Cuanto más grasa es la piel, más ácido suele ser el pH.

- El sebo del cuero cabelludo cubre nuestro pelo y contribuye a mantenerlo sano y brillante.

- Los palmetogramas en las palmas y los pelmatogramas en las plantas identifican a cada uno de los individuos de la especie humana.

Capítulo 5

LO QUE DEBES SABER DEL COLOR DE LA PIEL

¿QUÉ COLOR ES EL COLOR PIEL?

Los tonos de piel son distintos en cada persona independientemente del sol que se tome, del mismo modo que hay diferentes colores de ojos y una inmensa variedad de colores de pelo. Y todos los tonos son preciosos.

Ningún color de piel es igual a otro. El color de la piel humana varía desde beis muy claro a marrón muy oscuro, y viene determinado principalmente por nuestra genética. Nuestro color habla de nuestras raíces, pero nunca de nuestra personalidad ni de nuestros valores. ¡No existen personas blancas o negras! La piel es una paleta de colores con muchas tonalidades de beis y marrón.

La globalización y las mezclas demuestran que cada vez más el hecho de clasificar a los humanos en grupos no tiene sentido. Hoy en día todos somos heterogéneos genéticamente hablando, y, según la National Geographic Society, «con el multiculturalismo en aumento, la humanidad se mezclará cada vez más». Sin embargo, creo que entender por qué la piel tiene un color característico, y cómo funciona dependiendo de su tono, puede ser importante para ti.

Aprende más: Existen multitud de campañas dirigidas contra el racismo que esconde el lápiz color piel. Afortunadamente, varias empresas lo han dejado de incluir en sus productos y cada vez más encontramos cajas de colores con tonalidades diferentes que cuestionan e intentan erradicar la famosa expresión «color piel» en el momento de dibujar.

¿QUÉ PIGMENTA NUESTRA PIEL?

La melanina es el pigmento que le da color a nuestra piel. Su cometido principal es protegernos del sol, y para ello tiñe nuestra piel, nuestro pelo y el iris de nuestros ojos de distintos colores y tonalidades.

La melanina es nuestro protector solar natural, pero además tiene función antioxidante. ¡Absorbe la radiación ultravioleta del sol y evita el daño en nuestras células! Es un mecanismo de protección que posee nuestro cuerpo que, según nuestra genética, trabajará con mayor o menor eficacia. En general, cuanto más oscura es nuestra piel, mejor protegida está frente a los efectos negativos del sol.

¿Sabes cómo se produce la melanina? La melanina se sintetiza en unas células que se llaman «melanocitos» y que se sitúan en la epidermis, en concreto en el estrato basal. Curiosamente, todas las personas tenemos el mismo número de melanocitos al margen del color de nuestra piel. Tanto si tienes un tono más claro como si tienes un tono más oscuro, posees aproximadamente un melanocito por cada diez queratinocitos en el estrato basal.

Entonces ¿de qué depende que las personas tengamos distintos tonos de piel? ¿Qué es lo que determina que estemos más o menos protegidos de la radiación ultravioleta? Debes saber que es la capacidad que tienen los melanocitos de producir melanina, y la calidad, el tipo, la densidad y la distribución de melanina producida, lo que va a determinar que nuestro tono de piel sea más claro u oscuro, y que estemos más o menos protegidos de las radiaciones ultravioleta.

Pero ¡no solo eso! Existen dos tipos de melanina, la eumelanina y la feomelanina, y la cantidad que producimos de cada una de ellas también influye en el color de nuestra piel. La eumelanina es de color marrón negruzco y predomina en personas con tonos de piel más oscura, y la feomelanina es un pigmento rojo amarillento que predomina en personas rubias y pelirrojas. De todos modos, debes saber que la diferencia entre ambas no solo radica en el color. La eumelanina tiene una mayor capacidad fotoprotectora que la feomelanina, ya que absorbe la radiación solar de una manera más eficaz, y por lo tanto ¡protege mejor!

Aprende más: En el albinismo hay una ausencia o prácticamente inexistencia de melanina. Esta condición se debe a factores genéticos y afecta al color de la piel, ojos y pelo. Las personas con albinismo carecen de la protección natural que ofrece la melanina, por lo que son especialmente sensibles a la exposición a los rayos solares y tienen un riesgo mayor de sufrir enfermedades cutáneas. El vitíligo es otra patología en la que hay ausencia de melanina en determinadas zonas del cuerpo, pero en este caso se debe a una destrucción de esta mediante un mecanismo autoinmune. Además, a diferencia del albinismo, no suele presentarse al nacer y puede ser reversible.

LOS FOTOTIPOS DE PIEL

El ser humano tiene la necesidad de organizar y clasificar todo lo que le rodea, por lo que no es de extrañar que exista una tipología de los diversos tonos de piel conocida como «clasificación de Fitzpatrick». En ella se establecen los tonos en seis grupos que se ordenan del I al VI, en función de la probabilidad de sufrir una quemadura solar o de broncearse ante la exposición a la radiación ultravioleta.

Para nosotros los dermatólogos es una clasificación muy útil, ya que nos permite estimar el riesgo intrínseco que tiene cada persona de desarrollar cáncer de piel a lo largo de la vida. Las pieles más claras tienen más cantidad de feomelanina y menos cantidad de eumelanina, y por lo tanto mayor riesgo de sufrir quemaduras solares y cáncer de piel. Sin embargo, las pieles más oscuras son ricas en eumelanina y presentan una mayor protección natural.

Fototipo I: Piel que no se broncea nunca y sufre quemaduras casi siempre.

Fototipo II: Piel que casi no se broncea y se quema fácilmente.

Fototipo III: Piel que se broncea al cabo de un tiempo, pero se quema a menudo.

Fototipo IV: Piel que se broncea fácilmente y pocas veces se quema.

Fototipo V: Piel que se broncea mucho y que casi nunca se quema.

Fototipo VI: Piel con una pigmentación muy intensa que nunca se quema.

Como ves, los fototipos se refieren únicamente al tono de nuestra piel. Pero como por lo general color de piel, pelo y ojos acostumbran a ir en paralelo, debes saber que los fototipos I suelen ser personas de pelo rubio y/o pelirrojo y de ojos azules o verdes; las personas de fototipo II suelen ser rubias o castañas muy claras y tener los ojos claros también; los fototipos III típicamente tienen el pelo castaño y los ojos marrones; los IV, pelo moreno y ojos oscuros; y los fototipos V y VI, pelo y ojos muy oscuros. Sin embargo, hoy en día no es siempre así. Por fortuna, existen las mezclas y no es extraño ver personas de fototipo V con ojos verdes, o fototipos I con pelo negro. ¿Qué combinación eres tú?

Aprende más: El proyecto Humanae fue creado por la fotógrafa brasileña Angélica Dass, quien se encargó de fotografiar individuos y buscar el color correspondiente a su tono de piel en el catálogo industrial Pantone®. Humanae es un *work in progress*, un trabajo que potencialmente no tiene fin, ya que existen infinitos tonos de piel. Su objetivo es destruir los códigos de colores al mismo tiempo que propone una reflexión sobre la igualdad.

¿POR QUÉ HAY DISTINTOS TONOS DE PIEL?

Hay tantos colores de piel como personas existen. Sin embargo, clásicamente los seres humanos han sido agrupados según la distribución de sus rasgos físicos y el color de piel ha supuesto, lamentablemente, un factor decisivo. Pero ¿por qué somos de diversos colores?

¡No olvides que la naturaleza es muy sabia y que todo tiene una explicación! Debes saber que el color de nuestra piel es un mecanismo de adaptación al medio que nos rodea. Las distribuciones de fototipo se relacionan de manera estrecha con factores geográficos. En este caso, la adaptación ha sido guiada a lo largo de los años por la intensidad de la radiación solar.

Nuestro color de piel determina que podamos estar más o menos protegidos frente a las quemaduras solares, que sinteticemos más o menos vitamina D, y además, algo que no es tan conocido, que seamos capaces de regular mejor o peor el metabolismo del ácido fólico o vitamina B9 en nuestro cuerpo.

Las personas con piel oscura están más protegidas frente a las quemaduras solares y el cáncer de piel, pero necesitan una mayor exposición solar para sintetizar la misma cantidad de vitamina D que las personas de piel más clara. Con el ácido fólico ocurre lo contrario. El sol lo degrada, por lo que sus niveles suelen ser más bajos en personas de piel clara que viven en climas soleados. Los fototipos claros están perfectamente adaptados para vivir en climas con baja radiación ultravioleta, mientras que los oscuros lo están en áreas de alta irradiación.

Es fácil entonces entender por qué personas con fototipo claro expuestas a radiaciones solares intensas desarrollan cáncer de piel y por qué personas de fototipos altos que viven en áreas de baja exposición tienen una mayor incidencia de déficit de vitamina D. Del mismo modo, personas de piel clara que viven en climas soleados deben incorporar en su dieta alimentos ricos en ácido fólico como las legumbres o las verduras de hoja verde, además de controlar regularmente sus niveles en sangre, ya que pueden verse disminuidos. Una vez más, vemos cómo el cuerpo humano se adapta. ¡La naturaleza es muy sabia!

LUNARES, PECAS Y MANCHAS

Las manchas, las pecas y los lunares de la piel también nos dan un toque de color. Son lesiones habituales, relacionadas con la melanina y los melanocitos y que afectan a prácticamente todas las personas. Pero no son lo mismo y hay que aprender a diferenciarlas. Los dermatólogos necesitamos años de estudio para reconocer los diversos patrones y distinguir las lesiones malignas de las benignas. Sin embargo, voy a darte algunas pinceladas básicas para que identifiques las diversas lesiones pigmentadas que puedan aparecer en la superficie de tu cuerpo.

Los lunares, conocidos científicamente como «nevus», son literalmente una aglomeración de melanocitos. Se pierde la proporción de 1/10 y se acumulan las células productoras de pigmento. Pueden ser de varias medidas y formas, aunque lo normal es que sean redondos u ovalados y con diámetros que van desde los pocos milímetros a un centímetro aproximadamente. Los lunares pueden ser lisos, planos o sobreelevados, aparecer en cualquier zona de nuestro cuerpo, y presentar diversas tonalidades de color. Hay muchas variantes de lunares y suelen ser muy distintos entre las diversas personas.

Sin embargo, en una misma persona, los lunares tienden a ser similares y se parecen entre ellos.

¿Sabías que los lunares evolucionan a lo largo de la vida? Solemos nacer sin ellos y van apareciendo poco a poco. Inicialmente son pequeños puntos planos y lisos que crecen de manera proporcionada al volumen corporal. A medida que nos hacemos mayores, los lunares tienen tendencia a sobreelevarse, y, finalmente, en las últimas etapas de la vida, suelen perder color y tienden a desaparecer. Sin embargo, ante cualquier cambio en la simetría, los bordes, el color, el diámetro o en la evolución de un lunar, debes consultar rápidamente. Puede ser el primer signo del desarrollo de un melanoma, el cáncer de piel más agresivo y mortal. ¡Es importante revisar todas las lesiones pigmentadas una vez al año!

¿Y las pecas? ¿Son lo mismo? La verdad es que la palabra «peca» se suele usar como sinónimo de lunar y nevus. Sin embargo, nosotros nos referimos a los pequeños puntos de pigmento que aparecen en las mejillas y en el dorso de la nariz en respuesta a la estimulación de la radiación solar. También reciben el nombre de «efélides», y suelen surgir en verano en personas de fototipo claro. ¡Son muy frecuentes en los niños! Cuando aparecen, nos indican que estamos frente a una piel sensible que tenemos que proteger muy bien frente a la radiación.

¿Y las manchas del sol? Con el tiempo, tras la exposición solar prolongada y las quemaduras repetidas emergen unas manchas en nuestra piel que típicamente se localizan en el escote, en los hombros, en las manos y en la cara. Son lo que conocemos como «léntigos solares» y traducen un daño en nuestra piel. Suelen aparecer a partir de los treinta años como consecuencia del daño solar acumulado. La piel tiene memoria y los léntigos solares reflejan las quemaduras solares que tuvieron lugar durante la infancia y la adolescencia.

¡No los confundas con el melasma! El melasma es la típica mancha de color café que aparece en la zona del labio superior, en las mejillas y en la frente cuando nos exponemos al sol, y que se intensifica durante el embarazo o con el uso de ciertos anticonceptivos.

Sea cual sea el caso, recuerda que todas las manchas deben ser valoradas por un especialista. Existen muchos tratamientos que nos permiten atenuarlas, pero hay que reconocer bien dónde se sitúa el pigmento para elegir la alternativa más adecuada. Algunas manchas responden mejor al láser y otras, a las fórmulas despigmentantes.

Aprende más: Los puntitos rojos que aparecen en la piel no son lunares rojos. Son pequeños vasos sanguíneos que protruyen a través de nuestra piel y reciben el nombre de «angiomas capilares» o «puntos rubíes». No tienen riesgo de malignizar, pero si alguno crece excesivamente o sangra, ¡debes consultar para descartar que no sea otra cosa!

CÁNCER DE PIEL

Reconocer, diagnosticar y tratar un cáncer de piel no es una tarea fácil. Los dermatólogos tenemos los ojos entrenados para detectar las lesiones malignas y usamos una lupa especial para ampliar las formas y los colores. Se llama «dermatoscopio». Podemos detectar el cáncer de piel con solo mirar, así como realizar un examen de tu piel en apenas unos minutos. Es muy importante una revisión anual, ya que una lesión maligna detectada a tiempo puede salvar una vida.

A diferencia de otros, el cáncer de piel se puede ver, por lo que bajo ojos expertos es posible evitar muchos disgustos. De todos modos, también resulta esencial que tú estés familiarizado con la ubicación, el tamaño, la forma y el color de tus lesiones para poder detectar los cambios. Lo mejor que podemos hacer es conocernos, y así estar alerta ante cualquier signo de alarma.

Existen tres tipos principales de cáncer de piel, y en los tres el principal factor de riesgo es el sol. Te hablaré de los efectos de la radiación solar más adelante, pero ahora que has entendido la estructura de la piel y la organización de sus células te será fácil comprender este tema. ¿Sabías que es la célula de la que derivan la que le da el nombre al cáncer de piel?

El carcinoma basocelular se origina en los queratinocitos del estrato basal de la epidermis, que se conocen como «células basales». Es el tumor más frecuente en el ser humano y por suerte el cáncer de piel menos peligroso, ya que no suele extenderse a los ganglios linfáticos ni a otros órganos. Son lesiones que aparecen de nuevo en nuestra piel y pueden ser rojas o marrones, y formar pequeñas heridas o costras.

El carcinoma espinocelular se origina en los queratinocitos del estrato espinoso. Son lesiones que se desarrollan sobre nuestra piel; las vemos como costras blancas que crecen y sangran. Aunque suelen detectarse a tiempo, ya que se trata de lesiones que llaman la atención, pueden propagarse a los ganglios linfáticos o a zonas distantes del cuerpo.

El melanoma se origina en los melanocitos que se encuentran en el estrato basal. Es el cáncer de piel más peligroso, pero afortunadamente el menos frecuente. No obstante, que un melanoma sea pequeño no quiere decir que no sea profundo, ya que enseguida crecen hacia el interior de nuestro cuerpo y pueden producir metástasis, es decir, extenderse a los ganglios linfáticos y otros órganos como los huesos, los pulmones, el hígado y el cerebro. El melanoma puede aparecer como una lesión nueva o desarrollarse sobre un lunar ya existente, por eso es tan importante revisarlos una vez al año. Pero, cuando no es posible, los dermatólogos recomendamos aplicar la regla del ABCDE. ¡Cuando un lunar cumpla una de las siguientes características es muy importante consultar!

A - ASIMETRÍA, B - BORDES, C - COLOR, D - DIÁMETRO, E - EVOLUCIÓN

Criterios de benignidad	Criterios de malignidad	

A

ASIMETRÍA
Una mitad no es como la otra

B

BORDE
Bordes irregulares y borrosos

C

COLOR
Mezcla de tonos marrón, negro, rojizo...

D

DIÁMETRO
+ 6 mm (aunque pueden ser menos)

E

EVOLUCIÓN
Cambia de forma, tamaño o color

Piel sana in corpore sano

Puntos clave

Lo que debes saber del color de la piel

- Nuestro tono de piel viene determinado por la melanina.

- La eumelanina es de color marrón negruzco y predomina en personas con tonos de piel más oscura, y la feomelanina es un pigmento rojo amarillento que predomina en personas rubias y pelirrojas.

- No hay un único color piel, sino una gran paleta de tonos preciosos.

- Hay tantos colores como personas existen, pero se pueden clasificar en seis fototipos según la clasificación de Fitzpatrick.

- Existen tres tipos principales de cáncer de piel: el carcinoma basocelular, el carcinoma espinocelular y el melanoma. En los tres, el principal factor de riesgo es el sol.

- El melanoma es el cáncer de piel más agresivo y mortal, por lo que te recomiendo que visites a tu dermatólogo, como mínimo, una vez al año.

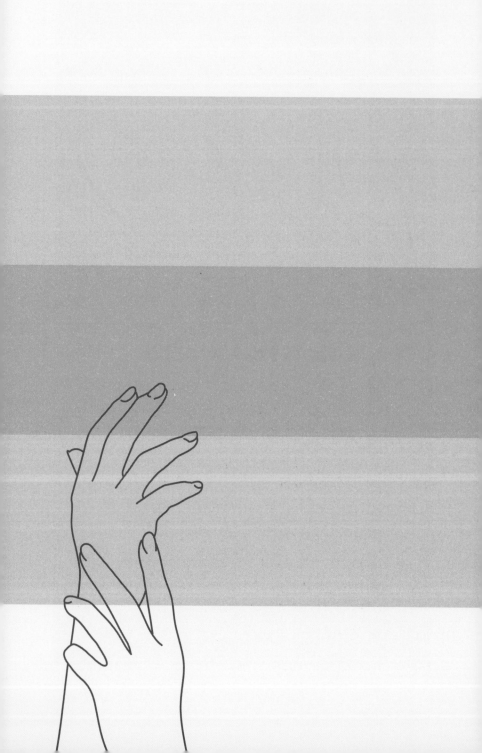

Parte 2

SIENTE TU PIEL

El paso del tiempo arruga tu piel, pero la falta de
entusiasmo arruga tu alma.

SÓCRATES

Capítulo 6

EMOCIONES Y SENSACIONES

LA RELACIÓN PIEL Y MENTE

Lo que le pasa a la piel afecta en gran parte a nuestro sistema nervioso, y viceversa. La piel no es solo una barrera, sino que también contiene muchísimas terminaciones nerviosas y está estrechamente conectada con nuestro cerebro.

¡Muchas emociones y sensaciones se manifiestan a través de la piel! Cuando sentimos vergüenza nos sonrojamos, cuando tenemos miedo palidecemos y ante emociones intensas se nos ponen los pelos de punta. La piel es a menudo el espejo de nuestro estado de ánimo.

Los problemas de la piel pueden repercutir en el estado emocional, e incluso causar ansiedad y depresión. Por un lado, el acné, la psoriasis, la dermatitis atópica y las alopecias conllevan un gran impacto en la calidad de vida y en la autoestima. Por otro lado, la depresión, el estrés y la ansiedad empeoran los brotes de dichas patologías. Se trata de un pez que se muerde la cola.

El estrés es un gran enemigo del equilibrio cutáneo. El cuerpo y la mente están estrechamente vinculados y la piel sufre cuando nosotros lo hacemos. Un problema en la piel puede indicar un desequilibrio en el sistema nervioso, y cuando la mente no está tranquila pueden aparecer lesiones cutáneas en nuestra piel. Tan importante resulta esta relación que la psicodermatología es uno de los campos en auge de nuestra especialidad.

La explicación tiene una gran base fisiológica, ya que en el desarrollo embrionario la epidermis, las uñas, el pelo y el sistema nervioso tienen un origen común: el ectodermo. Se originan en la misma capa en el embrión y persisten vinculados de por vida.

Además, existe una relación bioquímica clara entre ambos órganos a través de sustancias como la adrenalina y otras hormonas. Piel y sistema nervioso comparten neuromoduladores que transportan la información interna, pero aún nos queda mucho por descubrir. La relación entre la piel y el sistema nervioso sigue siendo, hoy en día, un gran campo de investigación.

Aprende más: Como piel y sistema nervioso están tan relacionados, algunas lesiones cutáneas pueden contribuir al diagnóstico de alteraciones neurológicas presentes o futuras en los recién nacidos. Es el caso de las enfermedades denominadas «neurocutáneas» como la neurofibromatosis.

LA PIEL ES EL REFLEJO DEL ALMA

A través de nuestra piel se canalizan infinitas emociones. La piel es un órgano que tenemos a simple vista y enseguida transmite nuestro estado interno, no solo siendo visible para nosotros mismos, sino también para los demás. ¡Es el espejo de nuestros sentimientos! La expresión facial refleja fielmente nuestro estado de ánimo y la piel participa en el lenguaje no verbal de las emociones. La piel es una pequeña guía que podemos aprender a descifrar. Por un lado nos revela de manera casi inmediata lo que sentimos, y por el otro nos ayuda a interpretar los sentimientos de los que nos rodean.

La alegría, la tristeza, el miedo, la atracción o el rechazo pueden transmitirse a través de la expresión de nuestro rostro y el color de nuestra piel. La piel nos delata. Solo hay que prestar atención a los detalles.

¿Sabías que los sentimientos se generan en el cerebro? El nervio facial y sus ramificaciones vehiculan los impulsos generados en el cerebro y los conducen hasta los músculos superficiales de la cara a gran velocidad. Mediante múltiples combinaciones de movimientos de contracción y relajación, nuestra

Piel sana in corpore sano

cara adopta una mueca, nuestra piel se arruga de una manera determinada y aparece una expresión facial que es fiel reflejo de nuestro estado de ánimo. Sonrojarse o palidecer transmiten también sensaciones de ansiedad, miedo y tensión.

Si bien es cierto que fingir emociones es el secreto de un buen actor, la mayor parte de nosotros no podemos esconder nuestras reacciones. Ni el más potente de los maquillajes posee la capacidad de camuflar lo que sentimos a través de la piel.

Aprende más: Las muecas repetidas son las que, a lo largo de los años, originan las temidas arrugas de expresión, también conocidas como «arrugas dinámicas». Se forman en la frente al levantar las cejas, en el entrecejo al fruncir el ceño y en las patas de gallo alrededor de los ojos y en la comisura de la boca al sonreír. Aunque tenemos herramientas para minimizarlas, también debemos aprender a verlas como un reflejo de las emociones vividas.

¿POR QUÉ NOS SONROJAMOS CUANDO TENEMOS VERGÜENZA?

El rubor, conocido como «sonrojo», consiste en el enrojecimiento de la piel de la cara que aparece como consecuencia de un aumento del flujo de sangre en los vasos sanguíneos de nuestra piel.

Sonrojarse es habitual y nos ocurre a todos, aunque resulta mucho más evidente en personas de fototipo claro. En las personas con piel clara hay una cierta transparencia de la epidermis que nos permite apreciar el aumento del flujo de sangre en los capilares sanguíneos de la dermis. Por el contrario, en personas de tez morena el rubor puede ser casi imperceptible.

¿Sabes por qué ocurre? Cuando sentimos vergüenza, independientemente de la temperatura exterior, se dilatan los vasos sanguíneos de la dermis y aumenta el flujo de sangre hacia nuestra piel; esto produce un notable cambio de color en la superficie, que suele acompañarse de una sensación de calor en la zona. ¡Es una reacción completamente involuntaria! Forma parte del lenguaje no verbal y, de algún modo, denota incomodidad o arrepentimiento. El rubor puede aparecer también como respuesta ante otras emociones como la culpa, la ansiedad o el nerviosismo, y experimentamos algo similar cuando tenemos calor, realizamos deporte y sube nuestra temperatura corporal. ¿Por qué también se sonrojan nuestras mejillas con el ejercicio intenso? ¿Se te pone la cara roja después de entrenar? Cuando practicamos deporte, el ritmo cardíaco se acelera para llevar el oxígeno más rápido a los músculos, de ahí que aumente nuestra temperatura corporal. El calor que se genera con el ejercicio hay que eliminarlo. ¡Debemos evitar subidas peligrosas de temperatura corporal! Por un lado, se activa la secreción de sudor y, por el otro, se dilatan los pequeños vasos sanguíneos de nuestra piel, lo que permite que nuestra sangre, de algún modo, se refresque. El enrojecimiento de la cara es una respuesta normal a la actividad física. Y lo mismo ocurre cuando tenemos mucho calor. Como ves, tanto las emociones como la temperatura pueden originar este fenómeno.

El rubor o sonrojo es una reacción temporal y pasajera que no debes confundir con la cuperosis, que consiste en la dilatación de los vasos capilares que irrigan la dermis en forma de ramificaciones o tela de araña, que típicamente aparece en pacientes con rosácea. A diferencia del rubor, que va y viene, la dilatación vascular de la cuperosis suele permanecer y requiere tratamientos con dispositivos como el láser o la luz pulsada.

Aprende más: La eritrofobia es el miedo a ruborizarse y es más común de lo que pensamos. En algunas personas el rubor facial se desencadena ante mínimos estímulos, algo que en muchas ocasiones tiene un impacto negativo en la calidad de vida. Con el simple hecho de anticipar la situación, la persona que lo padece se sonroja, lo cual causa una sensación de incomodidad que exagera todavía más el rubor. Si es tu caso, no le des más importancia de la que merece. Si dejas de sentirte responsable del rubor, probablemente te sonrojarás con menos frecuencia. Toda fobia tiene tratamiento, como siempre, en manos de profesionales.

¿POR QUÉ SE NOS PONE LA PIEL DE GALLINA?

¿Cuántas veces habrás dicho «se me pone la piel de gallina» o «se me ponen los pelos de punta» cuando has sentido algo especial? ¡Espero que muchas! Pero ¿te has preguntado por qué ocurre? ¿Qué es lo que pasa en el interior de nuestro cuerpo?

Antes de seguir, quiero revelarte que ambas expresiones se refieren exactamente a lo mismo, ya que cuando se nos pone la piel de gallina tenemos los pelos de punta, y viceversa. La culpa de esta reacción la tienen en realidad ellos, los pelos, concretamente el vello que está distribuido en todo nuestro cuerpo.

Existen diversas situaciones que nos pueden llevar a tener lo que se conoce coloquialmente como «piel de gallina». Una de ellas depende de la sensación de frío. Sin embargo, en muchas otras ocasiones se nos eriza la piel frente a emociones extremas y estímulos agradables que activan nuestros sentidos, independientemente de la temperatura exterior. ¡La piel es de quien la eriza!

¿Y cómo ocurre? Bajo la piel, en la raíz de cada uno de los pelitos que conforma el vello corporal, se esconde un pequeño músculo denominado «músculo erector del pelo» que, al contraerse, ocasiona un fenómeno llamado «piloerección». La contracción de este músculo ocasiona que el vello, que normalmente se encuentra relajado y en paralelo a la piel, se ponga de punta y se erice. La contracción del músculo y la verticalidad del vello ocasionan una ligera tensión en la piel que lo rodea y deja una arruga en la superficie de la piel que conocemos como «piel de gallina».

Si te das cuenta, no puedes decidir cuándo quieres que se erice tu piel. Y es que la contracción del músculo erector del pelo es involuntaria, un acto reflejo. Cuando nos sentimos amenazados, asustados, excitados o incluso si solo experimentamos una oleada de emociones, nuestro cuerpo libera adrenalina, un neurotransmisor que inunda nuestro sistema y ocasiona esta reacción corporal involuntaria que, en muchas ocasiones, suele ir acompañada también de un escalofrío.

¿POR QUÉ TIRITAMOS CUANDO TENEMOS FRÍO?

También se nos ponen los pelos de punta cuando bajan las temperaturas. En este caso, el mecanismo de piloerección es el mismo, pero el objetivo es distinto, ya que la adrenalina también está implicada en la regulación térmica del cuerpo. ¿Qué sucede cuando hace frío?

Cuando sentimos frío se activa el sistema, el vello se pone de punta y se crea una capa de aire entre nuestros pelos que nos aísla parcialmente de la temperatura exterior. ¿Sabías que esta capa de aire caliente de apenas un milímetro nos ayuda a conservar nuestra temperatura corporal? Sin este mecanismo la piel seguiría lisa y completamente expuesta al frío. Aunque con el paso del tiempo, hemos ido perdiendo la mayor parte del pelo del cuerpo, todavía mantenemos este mecanismo de protección y los músculos reaccionan de la misma forma ante el frío. ¿Sabías que al depilar el vello corporal anulamos en gran parte este mecanismo de adaptación?

Otra de las reacciones más curiosas que tiene el cuerpo humano es la de temblar cuando hace mucho frío. ¿Sabes por qué tiritamos cuando tenemos frío? Las tiritonas son movimientos de contracción repetitiva. Cuando los músculos trabajan, se genera energía en forma de calor. Lo habrás comprobado al hacer deporte, pero en este caso el movimiento es involuntario. ¿Alguna vez has intentado dejar de tiritar voluntariamente? ¡Es imposible! Solo dejas de hacerlo cuando aumenta la temperatura de tu organismo o te cubres con algo de abrigo. Se trata de un sistema extremo que usa nuestro cuerpo para compensar las bajas temperaturas, pero también puede aparecer en otras ocasiones, como cuando tenemos miedo.

¿POR QUÉ NOS PONEMOS PÁLIDOS CUANDO TENEMOS MIEDO?

¡Te has puesto blanco del susto! Palidez súbita, unas ganas infinitas de gritar, latidos intensos, boca seca y necesidad de huida. El miedo es una emoción ligada a la conservación de la especie y produce una reacción fisiológica instantánea en el organismo.

Cuando tenemos miedo, nuestro sistema se activa aumentando la presión sanguínea, el ritmo cardíaco e hiperventilando gracias a la famosa adrenalina. En este caso, la adrenalina se encarga de contraer los vasos sanguíneos de la piel, para desviar toda la sangre a nuestros músculos, lo que aumenta el caudal y facilita la carrera. Cuando esto ocurre, hay una menor cantidad de sangre que circula por la piel de nuestro rostro y adoptamos un tono blanquecino.

Sin embargo, en ocasiones tenemos tanto miedo que palidecemos por completo y sentimos que nos vamos a desmayar. Es lo que conocemos como «presíncope» y consiste en la sensación de mareo y desmayo inminente. Esto ocurre cuando el cuerpo reacciona de una manera exagerada frente a un factor desencadenante como puede ser ver sangre o tener mucho miedo; entonces ya no se activan los sistemas de huida. En estos casos, la frecuencia cardíaca se enlentece, la presión arterial baja de golpe y, en consecuencia, el flujo de sangre en la piel y el cerebro disminuye. En estos casos, la palidez de la piel resulta muy evidente. Es una situación de emergencia, y si alguna vez lo experimentas, estírate rápidamente en el suelo y levanta las piernas para que la fuerza de la gravedad mantenga el flujo de sangre adecuado en tus órganos internos.

Nuestra piel también se vuelve más pálida cuando tenemos frío. Además de los escalofríos y temblores que te contaba en el apartado anterior, si te fijas, cuando tenemos frío nuestra piel palidece. Así pues, también hay una contracción de los vasos sanguíneos de la piel, pero con el objetivo de evitar la pérdida de calor. Al desviar el caudal de sangre hacia nuestros órganos internos conservamos mejor la temperatura corporal. El refrán «manos frías, corazón caliente» ¡tiene todo el sentido!

¿POR QUÉ EL ESTRÉS NOS AFECTA TANTO?

El estrés es considerado el gran mal del siglo XXI. En sí, el estrés es la respuesta básica del cuerpo a aquello que nos causa miedo, es decir, un proceso natural clave para la supervivencia. Sin embargo, vivido de manera continua y con una intensidad excesiva tiene efectos nefastos sobre la salud.

El estrés es conocido como el «enemigo silencioso», ya que va dejando huella poco a poco y da la cara cuando la situación llega al límite. Si vas con prisa a todas partes, trabajas muchas horas bajo presión, tienes dificultad para compaginar tu vida personal y laboral o problemas en casa, ¡cuidado! Para un momento, respira hondo, observa, analiza lo que hay a tu alrededor y vuelve a respirar. El gran mal del siglo XXI tiene consecuencias muy negativas tanto para la piel como para el resto de nuestro organismo.

¿Te han aparecido de repente rojeces y acné? ¿El pelo se te cae más que de costumbre y no sabes por qué? Recuerda que piel y mente están íntimamente relacionadas, por lo que, entre otros motivos, tal vez el estrés esté jugando un papel fundamental. El estrés crónico nos perjudica y envejece.

Los cambios que ocurren en nuestro cuerpo cuando estamos en una situación de estrés nos preparan para reaccionar en forma de alerta, huida o lucha, y están ligados a nuestros instintos más básicos de supervivencia. En una respuesta fisiológica frente al estrés se estimula la liberación de algunas hormonas como la adrenalina, la noradrenalina y el cortisol. Por un lado, la adrenalina y la noradrenalina aumentan la frecuencia cardíaca, elevan la presión arterial e incrementan los suministros de energía. Por otro lado, el cortisol, la principal hormona del estrés, sube los niveles de glucosa en el torrente sanguíneo, favorece su uso en el cerebro y los músculos, y aumenta la disponibilidad de sustancias que reparan los tejidos.

No obstante, la activación continuada del sistema de respuesta al estrés genera un gran impacto negativo en nuestro cuerpo. Si vivimos bajo presión, nuestro organismo se altera. Se reducen las funciones que no son esenciales para la «lucha o huida», por lo que, entre otras cosas, se desequilibra el funcionamiento del sistema inmunitario, del sistema digestivo y del sistema reproductor. El acné, el envejecimiento prematuro, la caída del pelo, el sobrepeso, el insomnio, las enfermedades cardiovasculares, las alteraciones del ritmo intestinal o, incluso, la depresión son algunas de las manifestaciones más frecuentes.

Además, el estrés tiene también la capacidad de empeorar ciertas enfermedades de la piel como la psoriasis, la dermatitis atópica, la dermatitis seborreica, la alopecia areata y la rosácea. En sí, el estrés no es el causante, pero favorece los brotes en personas genéticamente predispuestas. La próxima vez que tu piel sufra, pregúntate antes si tú también estás sufriendo.

SI CUIDAS TU MENTE, CUIDAS TU PIEL

Todo es cuestión de actitud y prioridades. Debes saber que la mayor parte del estrés que sentimos viene derivado de la manera en la que nosotros mismos reaccionamos a las circunstancias y a los estímulos, y no por lo que estos estímulos son en realidad.

Mantener una actitud vital positiva y aprender a controlar la ansiedad resultan estrategias innegociables para mejorar la salud de nuestra piel. ¡Lo contrario del estrés no es el descanso, sino la relajación! Por tanto, debemos aprender a vivir más relajados.

Intenta ver el lado positivo de las cosas. Come de modo equilibrado y sano. Evita las sustancias excitantes como por ejemplo la cafeína. Duerme bien tus ocho horas. Practica deporte, dedica tiempo a tus hobbies y tu piel te lo agradecerá. Hay quien acostumbra a practicar ejercicio varias veces por semana y también hay quien prefiere la meditación. Cualquier opción es válida. Debes encontrar la que más se adapte a tus necesidades.

Eso sí, ¡controla tu respiración! Aprende a bajar tus pulsaciones en situaciones estresantes. La respiración es la base de todo ejercicio de meditación y debemos aprender a controlarla. Llevar a cabo técnicas de respiración profunda te librará de la ansiedad y te ayudará a solventar situaciones de presión en el trabajo o en cualquier otro ámbito de la vida.

Escuchar nuestras emociones, reconocerlas en vez de negarlas y aprender a gestionarlas mejora nuestro bienestar emocional e incide directamente en el aspecto de nuestra piel. Nuestro cuerpo nos manda señales constantes. Toma las riendas ahora para no tener que lamentarte cuando sea demasiado tarde. El ritmo de tu vida lo marcas tú.

Puntos clave

Piel, emociones y sensaciones

- La piel y el sistema nervioso se originan en la misma capa en el embrión y persisten vinculados de por vida.

- El cuerpo y la mente están estrechamente relacionados y la piel sufre cuando nosotros lo hacemos.

- Lo que le ocurre a la piel afecta al cerebro y viceversa. El aspecto de nuestra piel es a menudo el espejo de nuestra salud física y emocional.

- Lo contrario del estrés no es el descanso, sino la relajación.

- La próxima vez que tu piel sufra, pregúntate antes si tú también lo estás haciendo.

Capítulo 7

PIEL Y AUTOESTIMA

CUIDAR LA PIEL NO ES SOLO MEJORAR LA IMAGEN

La autoestima es el sentimiento personal y subjetivo que tenemos acerca de nosotros mismos. Quererse y tener confianza en uno mismo es fundamental para una vida equilibrada y feliz. Además, queramos o no, la piel forma parte de nuestra carta de presentación al mundo

La imagen corporal y la autoestima todavía van de la mano; nuestra apariencia física juega, lamentablemente, un papel muy importante en la sociedad en la que vivimos. Pese a que la sociedad está cambiando y luchamos a favor de la diversidad, todavía queda camino por recorrer y cuando nuestra apariencia física, o el estado de nuestra piel, no se adapta a los cánones establecidos tendemos a sentir inseguridad y temor a ser rechazados.

Debes tener claro que ningún tratamiento cosmético puede llegar a hacernos tan bellos como el propio convencimiento de que lo somos. Nuestro estado de ánimo y el nivel de autoestima también se ven reflejados en nuestra piel. ¿Es la belleza la que aporta felicidad o es la felicidad la que nos aporta belleza? Desde mi punto de vista, la relación es bidireccional, por lo que hay que tratar ambos aspectos en paralelo.

Cuidar tu piel es un tema de salud. ¡No es solo una cuestión de imagen! Y debe enfocarse tanto desde el interior como desde el exterior. Para cuidar tu piel no necesitas una rutina de 20 pasos, sino unas pautas clave que te permitan mantener la piel en el mejor estado posible. Para ello es tan importante la rutina cosmética como el estilo de vida y la manera en que nos enfrentamos al mundo. En definitiva, es un cambio de actitud.

LA BELLEZA DEL ROSTRO

Nuestro cerebro es capaz de reconocer y recordar infinidad de rostros. Reconocemos de inmediato a nuestros amigos, familiares y conocidos entre la multitud, y con solo un vistazo, podemos saber si una persona está contenta, triste, nerviosa o enfadada. Enseguida detectamos cambios en la cara de las personas que nos rodean, y este es uno de los motivos por los que el aspecto de la piel de esta zona de nuestro cuerpo nos preocupa tanto. Nuestra piel habla de nosotros y nuestro rostro nos identifica.

Encontrarás, leerás y escucharás en diversas ocasiones las medidas y la simetría de lo que, frívolamente, se describe como un rostro perfecto. Sin embargo, debes saber que el hecho de que los rasgos físicos de una persona sean considerados bellos o feos es una simple cuestión social. La belleza está en todos los rostros, solo hay que saber apreciarla. Hay belleza cuando nacemos, hay belleza a los cincuenta y hay belleza en la senectud.

Ten claro lo siguiente: ni todas las caras son iguales ni todas las pieles son iguales. No tenemos que buscar parecernos a modelos cuando nuestras facciones no son como las suyas. Buscar la imitación o intentar reproducir cánones de belleza nos impide sentirnos felices en nuestra propia piel. Es más, querer parecerse a otra persona suele causar problemas.

Cada persona es única. Y cada rostro es una obra de arte. Nunca olvides que la belleza es una cuestión de energía. Siéntete bien en tu propia piel y acepta cada área de tu cuerpo. Cuanto más te quieras, más belleza transmitirás.

Nuestra autoimagen se halla directamente relacionada con nuestra autoestima. ¡Potencia tu belleza personal! Realza lo que te gusta de ti. Asimismo, refuerza tu mente con pensamientos positivos, y minimiza y desvía la atención de aquello que te desagrada. Invierte tiempo en cuidar tu piel, en protegerla e hidratarla. Y recuerda siempre que una piel sana siempre es una piel bonita.

PATOLOGÍAS QUE SE REFLEJAN EN EL ESPEJO

Los cambios en la piel producidos por ciertas patologías dermatológicas siguen influyendo negativamente, y de manera muy intensa, en la calidad de vida de numerosos pacientes. La piel nos envuelve, es la parte de nuestro cuerpo que más mostramos, de ahí que su estado influya directamente en nuestra imagen. Las enfermedades dermatológicas modifican dicha imagen corporal, y, en consecuencia, generan un gran impacto en la esfera psicosocial, en la autoconfianza y en la autoestima.

Una piel con lesiones visibles puede dañar nuestra autoestima. Se trata de un hecho mucho más frecuente de lo que imaginas.

Ocurre en casi todas las alteraciones dermatológicas, aunque por su elevada frecuencia lo vemos habitualmente en personas que sufren acné, rosácea, vitíligo, psoriasis, dermatitis, alopecia y cicatrices.

«No quiero salir de casa porque tengo granos.» El acné se inicia en la adolescencia, una etapa muy importante en el desarrollo físico y emocional. Los adolescentes, en la búsqueda de su identidad personal, comienzan a prestar mucha más atención a su imagen corporal. Es un momento lleno de cambios, que genera inseguridades tanto a chicos como a chicas, y la aparición de acné no ayuda. Tanto las familias como los profesionales de la piel debemos considerar el acné como una verdadera patología y no como un simple estado de la piel adolescente. ¡Existen tratamientos muy efectivos! Cuando no se trata a tiempo, las secuelas no son solo físicas, sino que también pueden ser psicológicas.

La presencia de rojeces, descamaciones y alteraciones de la pigmentación en áreas visibles de la piel tiene también un gran impacto negativo sobre la calidad de vida de los pacientes. Es el caso de la psoriasis, la dermatitis atópica y el vitíligo, tres patologías muy habituales que siguen estando estigmatizadas en muchas situaciones. Algo parecido ocurre con la alopecia. La pérdida de pelo se vive a menudo con intenso sufrimiento y angustia, ya que el cabello es un componente muy importante de la identidad y de la autoimagen.

Las lesiones cutáneas tienen un fuerte impacto en la esfera emocional, y tratar las enfermedades de la piel conlleva tenerlo en cuenta. Por este motivo, en numerosas ocasiones, dermatólogos y psicólogos debemos trabajar conjuntamente.

EL MAQUILLAJE TERAPÉUTICO

Maquillarse es el arte de decorar la piel en el que nuestro rostro y nuestro cuerpo se convierten en un lienzo en blanco. No obstante, el maquillaje también se usa para disimular algunas cicatrices u otros problemas en la piel que nos generan sentimientos de inseguridad. En estos casos, se transforma en una herramienta que mejora nuestra autoimagen y recibe el nombre de «maquillaje terapéutico».

En estas circunstancias, el maquillaje es de gran ayuda para mejorar la autoestima, y va más allá de una simple misión embellecedora, y la elección adecuada de los productos resulta fundamental para no empeorar las patologías previas y evitar alergias, irritaciones o desequilibrios en el estado de la piel. Las bases de maquillaje, los coloretes, los delineadores y las máscaras de pestañas pueden lograr un efecto terapéutico emocional. De todos modos, cuanto menos tiempo permanezcan en contacto con nuestra piel, mejor, y nunca se debería aplicar maquillaje sobre heridas abiertas ni costras. Recuerda que nuestra piel está diseñada para cumplir muchas funciones, como la sudoración o la protección frente a las agresiones externas, y aplicando productos cosméticos y pigmentos las podemos alterar.

Aprende más: El maquillaje ha estado presente desde la prehistoria. El Antiguo Egipto se considera uno de los orígenes más importantes del maquillaje moderno, en donde lucir una piel bronceada, ojos grandes y delineados y unos labios coloreados era sinónimo de belleza. Posteriormente, en el Imperio romano, en la Edad Media y en el Renacimiento, el maquillaje también tuvo un gran papel y el hábito de maquillarse se ha mantenido hasta nuestros días.

¿SALDRÍAS A LA CALLE SIN MAQUILLAR?

¿Hasta qué punto nos condiciona el miedo al qué dirán? En muchas ocasiones, el efecto que causa en los demás el aspecto de nuestra piel nos preocupa más que la impresión que puede dar nuestra persona. Pese a que en este capítulo he hablado del maquillaje como una herramienta terapéutica emocional que resulta muy útil en algunos casos, creo que también tenemos que ser capaces de salir a la calle sin él.

Debemos aprender a querernos con y sin maquillaje. En ocasiones, el día que salimos sin cubrir nuestras manchas y nuestras ojeras, olvidamos darnos un toque de color en las mejillas, o resaltar nuestras pestañas, nos sentimos inseguros. No podemos negarlo, somos seres sociales, y nuestra felicidad y bienestar dependen en gran parte de nuestras relaciones humanas.

La piel del rostro es el primer aspecto físico externo que influye en nuestra imagen, pero debes tener claro que evitar que salgan imperfecciones en la piel es más importante que taparlas con maquillaje. Así pues, invierte tiempo en cuidar tu piel, en protegerla, hidratarla y tratarla. No hay piel más bella que una piel sana. Cuidarse la piel es quererse a uno mismo. Maquillarse, o no hacerlo, es una decisión personal.

Cuando nos sentimos bien todo cambia. Siéntete bien en tu propia piel y quiérete con o sin maquillaje. Se trata de una cuestión de actitud. Si quieres, embellécete con maquillaje, úsalo para resaltar aquello que te gusta de ti. Pero no olvides que el maquillaje es una herramienta más y no una necesidad. Si te maquillas, que sea por ti y para ti.

Aprende más: Las bases de maquillaje pueden favorecer los brotes de acné. Es lo que se conoce como «acné cosmético». Suele aparecer en la zona del mentón, las mejillas y la sien, y empeora cuando los productos no se retiran correctamente al final del día. ¡Es un círculo vicioso! Cuantos más granitos o imperfecciones, más maquillaje aplicamos para ocultarlos, y esto ocasiona más obstrucción e imperfecciones. En estos casos, reducir el uso del maquillaje es fundamental. Las lesiones suelen desaparecer cuando se deja de emplear el producto y se lleva a cabo una limpieza adecuada.

NUESTRA IMAGEN DIGITAL

El impacto psicológico del aspecto de la piel va más allá de las patologías. No nos engañemos, vivimos en el mundo digital y, en la era de las redes sociales, los filtros de realidad virtual enfocados al embellecimiento están teniendo mucho éxito.

Los estándares de belleza y felicidad que se muestran en las redes sociales pueden afectar negativamente a nuestra autoestima y autoimagen. Piel perfecta lisa y sin imperfecciones, ausencia de acné, ojos resplandecientes y pestañas larguísimas. Es lo que vemos día tras día en las redes. Los filtros no ayudan y el daño aparece tanto si somos nosotros mismos los que los usamos como si los vemos en los demás.

Retocar fotos y usar filtros es divertido y disimula imperfecciones. ¡Se hace en menos de un minuto y no es necesario ser un experto en tecnología! No obstante, al usarlos, creamos una falsa realidad, una realidad digital en la que todas las pieles son aparentemente perfectas. La imagen distorsionada que nos ofrecen las máscaras digitales puede tener efecto rebote.

Si bien es cierto que detrás de un filtro puede ser que nos veamos momentáneamente más favorecidos, al visualizar de nuevo nuestra imagen real tenemos tendencia a fijarnos todavía más en esa parte de nosotros mismos que no nos gusta. Además, debes saber que cada vez son más las personas que acuden a la consulta preocupadas por su imagen, y que desean tener una piel tan lisa y perfecta como la que aparece en el entorno digital.

¡No caigas en la red de las redes! Todo en su justa medida. Está bien jugar con filtros y no hay problema en hacerlo siempre y cuando tengamos en cuenta que detrás de los filtros hay pieles reales como la tuya y como la mía, con sus lesiones, sus manchas y sus arrugas.

Todos tenemos algunas imperfecciones que forman parte de nuestras pieles reales, aunque tendamos a esconderlas. Si bien es cierto que disponemos de múltiples productos y tratamientos que pueden mejorar muchísimo el aspecto de la piel, debes tener muy claro que siempre va a ser una piel real, con sus pequeñas peculiaridades que debemos querer y aceptar.

EL PAPEL DE LA MEDICINA ESTÉTICA

Desde hace unos años la medicina estética ha pasado de considerarse un tema tabú a estar totalmente aceptada por la sociedad.

El uso de productos cosméticos dirigidos a mejorar el aspecto de la piel, o de determinadas técnicas como el láser, los *peelings* o las infiltraciones, pueden contribuir a que nos sintamos mejor en nuestra propia piel. Indicados correctamente y en su justa medida, pueden ayudarnos a recuperar la correlación entre lo que sentimos y el reflejo de nuestro rostro en el espejo.

La mejoría en el estado de ánimo que se aprecia en muchos pacientes después de tratamientos estéticos faciales es espectacular. Ya lo sugería Charles Darwin en el siglo XIX, cuando afirmaba que las expresiones faciales podrían retroalimentar el cerebro disparando estados emocionales. Nuestros gestos influyen en nuestros sentimientos y en los de los demás. Pero también hay una relación directa entre lo que expresa nuestro rostro, lo que sentimos y lo que hacemos sentir a otras personas. Es decir, la vía también funciona a la inversa.

Como veremos en el próximo capítulo, el paso del tiempo produce cambios en la expresión facial que, en muchas ocasiones, deja de corresponderse con lo que realmente sentimos. A veces las arrugas de la frente, el entrecejo y los ojos, las ojeras marcadas o la flacidez nos dan un aspecto de cansancio, tristeza o enfado que poco tiene que ver con nuestro estado de ánimo real. Y esto acaba repercutiendo en nuestros sentimientos. Lo mismo ocurre con las manchas y las cicatrices. Abordar determinados aspectos con la ayuda de la medicina estética puede, sin duda, tener un impacto positivo en el autorreconocimiento y la autoaceptación de las personas.

No obstante, no hay que olvidar que la autoestima forma parte de un trabajo personal más amplio, que depende en gran parte de nuestro autoconcepto y nuestra autoimagen, y que se ve alterada por el estado emocional. Debemos aprender a sentirnos mejor con nosotros mismos, valorarnos, querernos y aceptarnos tal como somos, para poder mejorar, no solo físicamente, sino como personas.

Aprende más: La dermatología estética puede llegar a ser muy útil para mejorar el bienestar de las personas. El problema es cuando los retoques se convierten en una obsesión. La dermatología estética debería ser una ayuda y no una transformación. ¡Busca potenciar tus rasgos! No te transformes en quien no eres. La búsqueda de una imagen idílica e irreal suele acabar en frustración, por lo que antes de realizar un procedimiento estético hay que valorar muy bien el contexto psicológico.

Puntos clave

Piel y autoestima

- Las enfermedades dermatológicas modifican parte de la imagen corporal y, en consecuencia, generan un gran impacto en la esfera psicosocial, en la autoestima y la autoconfianza.

- Debemos aprender a sentirnos mejor con nosotros mismos, valorarnos y aceptarnos tal como somos para poder alcanzar nuestra mejor versión, no solo físicamente, sino como personas.

- Invierte tiempo en cuidar tu piel, en protegerla e hidratarla, pero no en ocultarla.

- Buscar la imitación o intentar reproducir cánones de belleza nos impide sentirnos felices en nuestra propia piel.

- La dermatología estética puede ayudar a recuperar la correlación entre lo que sentimos y el reflejo de nuestro rostro en el espejo.

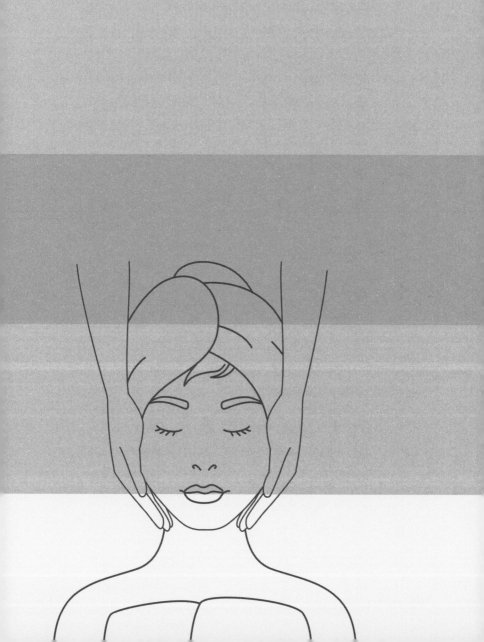

Parte 3

EL RITMO
DE TU PIEL

Una bella ancianidad es la recompensa
de una bella vida

PITÁGORAS

Capítulo 8

EL PASO DE LOS AÑOS

LA EVOLUCIÓN DE LA PIEL

La piel es un órgano vivo que evoluciona con el transcurso de los años. Como habrás observado en tu propia piel, a lo largo de la vida sufre muchos cambios. La piel y sus funciones no son iguales cuando somos bebés, niños, adolescentes, adultos o ancianos. La piel cambia en cada una de las etapas de la vida; no obstante, si bien es cierto que tanto la piel del bebé como la del niño necesitan una atención especial, soy una firme defensora de que una vez que llegamos a la adolescencia la piel no debe ser tratada en función de su edad, sino de su aspecto y estado. ¡No todos tenemos las mismas necesidades!

Por lo común, existe una gran confusión entre los términos «tipo de piel» y «estado de la piel». Es importante que recuerdes las diferencias entre ambos para entender qué es lo que forma parte de nosotros, y a partir de ahí qué es lo que podemos mejorar o cambiar mediante una correcta rutina, un cuidado adecuado y unos buenos hábitos, tanto relacionados directamente con la piel como con nuestro estilo de vida en general.

Recuerda que, cuando hablamos de tipo de piel nos referimos a las características con las que hemos nacido, que vienen determinadas por nuestra genética y que difícilmente podemos cambiar. Nuestro tipo de piel se parece al de nuestros progenitores, ya que heredamos muchas de sus particularidades: el grosor, el color, la textura, la capacidad de secreción de las glándulas sebáceas... Todo ello conlleva que nuestra piel sea más o menos oscura, más o menos gruesa, o más o menos grasa. Aunque son rasgos que forman parte de nosotros, no quiere decir que nuestro tipo de piel vaya a ser siempre igual. El tipo de piel evoluciona a lo largo de la vida, pero siempre va a conservar gran parte de sus características.

Cuando hablamos del estado de la piel nos referimos a las condiciones temporales y externas que podemos tratar y cambiar a corto plazo. Al contrario que el tipo de piel, el estado de la piel puede variar considerablemente durante el curso de la vida. El estado de la piel depende de multitud de factores internos y externos, sobre los cuales podemos actuar. Son incontables, pero algunos de los que más influyen son la alimentación, el clima, el estrés, los productos cosméticos usados en las rutinas, la contaminación ambiental, el estado de nuestra microbiota, el tabaco, el alcohol y algunos medicamentos. Un buen estado de la piel suele ser un indicador de salud. Una vez más, la piel es el reflejo de lo que ocurre en nuestro cuerpo.

¿QUÉ CARACTERÍSTICAS TIENE LA PIEL DEL BEBÉ?

Cuando nacemos la piel es muy fina y delgada, y, si bien es cierto que la piel del bebé posee el mismo número de capas que la de los adultos, cada capa tiene mucho menos espesor. Los bebés no son adultos en tamaño miniatura y, por lo tanto, aunque se parezca, su piel es distinta a la nuestra.

La piel del bebé representa aproximadamente una quinta parte del espesor de la piel adulta. Es suave, fina, sensible y delicada. No solo es más delgada, sino que sus células están menos compactas que las de la piel adulta. Ambos factores contribuyen a que las sustancias que entran en contacto con la piel del bebé se absorban con más facilidad y penetren más profundamente. Por eso es importante utilizar siempre productos formulados y testados para la piel del bebé.

Además, sus glándulas sudoríparas y sebáceas son muy poco activas y, por lo tanto, la capa hidrolipídica y el manto ácido protector que recubren su superficie son muy débiles. Se trata de una piel inmadura y, en consecuencia, su función barrera es limitada. La piel del bebé es mucho más sensible a las agresiones externas, por lo que necesita unos cuidados especiales y una protección extra.

¿Sabías que los bebés son especialmente sensibles a los cambios de temperatura? La actividad de sus glándulas sudoríparas es menor, por lo que no pueden regular de manera correcta su temperatura corporal en caso de que haga mucho calor. ¡También sufren más el frío! Su piel es inmadura y sus mecanismos no están del todo desarrollados.

La piel del bebé es también más sensible a las radiaciones ultravioleta del sol. Por un lado, su piel es muy delgada y, por el otro, sus melanocitos son inmaduros e inactivos. Los bebés tienen una pigmentación muy débil, y la fotoprotección natural derivada de la producción de melanina está todavía en desarrollo. ¡Los bebés no deben estar expuestos directamente al sol! Es recomendable salir a pasear en horas en las que la radiación sea baja y buscar siempre la sombra.

¿QUÉ CARACTERÍSTICAS TIENE LA PIEL DEL NIÑO?

Desde el nacimiento hasta los 6 años, la piel va madurando poco a poco. A partir de los 6 años, la estructura de la piel se parece cada vez más a la de los adultos: sin embargo, las glándulas sudoríparas y sebáceas siguen siendo menos activas, por lo que los niños pequeños sudan menos y secretan menos grasa que nosotros.

A medida que pasan los años, la piel se va pigmentando y va adquiriendo su fototipo definitivo, aunque sigue siendo más delgada y más sensible a la radiación solar que la de los adultos. ¡La piel de los niños puede quemarse enseguida! Y las quemaduras solares durante la infancia repercuten directamente en un aumento de la probabilidad de desarrollo de cáncer de piel en la edad adulta.

Los lunares o pecas empiezan a aparecer también durante esta etapa y van aumentando en tamaño y número. Solemos nacer sin ellas y poco a poco van aflorando.

La actividad de las glándulas sebáceas no se incrementa hasta los cambios hormonales de la pubertad, que aparecen aproximadamente a los 12 años. Estos cambios hormonales aportan también diferencias entre la estructura y el comportamiento de la piel de chicos y chicas que, hasta este momento, han sido los mismos.

Aprende más: Los nevus congénitos son lunares que están presentes en aproximadamente el 1 % de los bebés al nacer. En comparación con un lunar común, los nevus congénitos son de mayor tamaño (se clasifican en pequeños, medianos o gigantes) y pueden presentar vello en su superficie. Suelen crecer de manera proporcional al cuerpo del niño a medida que este se desarrolla, pero deben ser revisados de forma periódica por un dermatólogo, ya que tienen mayor riesgo de malignizar.

¿QUÉ CARACTERÍSTICAS TIENE LA PIEL ADOLESCENTE?

La adolescencia comienza con la pubertad, es el paso de la infancia a la vida adulta. Se trata de una etapa de la vida en la que hay muchos cambios en un corto período de tiempo y la piel sufre. La mayor parte de los cambios se desarrollan bajo el efecto de las hormonas sexuales, la testosterona, la progesterona y los estrógenos. ¿Sabías que las mujeres tenemos testosterona y que los hombres tienen progesterona y estrógenos? Las tres hormonas se encuentran en ambos sexos; sin embargo, en el hombre hay mayor nivel de testosterona y en la mujer mayor nivel de estrógenos y progesterona.

Durante la adolescencia, se incrementa la producción de sebo que promueve el desarrollo de acné, aumenta la sudoración y, en consecuencia, el olor corporal. Es, en general, una etapa difícil. Asimismo en estos años aparecen las primeras estrías y la celulitis.

Las estrías son líneas atróficas rojizas o blancas que se producen por el estiramiento de la piel. Simplificando mucho su proceso de formación, se podría decir que aparecen cuando la piel se rompe y deja una cicatriz. Son más frecuentes en las mujeres y surgen en aquellas zonas que sufren más cambios durante el desarrollo, como el pecho y la zona de la cadera o los muslos. En los chicos, una localización habitual es en la espalda, en donde emergen en forma horizontal. Para prevenirlas es fundamental hidratar la piel a diario. ¡Una piel hidratada es una piel flexible! De todos modos, cuando aparecen, lo mejor es tratarlas enseguida, así que no dudes en consultar. En la mayoría de los casos, una combinación de procedimientos, entre los que se incluyen productos tópicos y láser, puede ayudar a difuminarlas y hacerlas casi imperceptibles.

La celulitis o piel de naranja es otra de las consecuencias de la pubertad. Tiene lugar en la capa más profunda de la piel, el subcutáneo o hipodermis, y aunque todos la veamos como un problema, la celulitis es algo normal. No es adecuado clasificarla como una enfermedad ni como un trastorno de la piel, sino que debe ser considerada un proceso fisiológico. La presencia de celulitis no implica un exceso de tejido graso, sino una modificación de este, y por este motivo se da también en personas delgadas. La progesterona y los estrógenos favorecen su aparición, igual que ocurre con el desarrollo de la glándula mamaria. Si te fijas, la mayoría de los cambios que tienen lugar en nuestro cuerpo durante esta etapa van orientados a la reproducción, ya que la pubertad es también el inicio de la edad reproductiva.

Teniendo en cuenta la causa y su frecuencia (80-90 % de las mujeres), es evidente que la celulitis es la apariencia normal de la piel de ciertas áreas en el sexo femenino. ¿No sería mucho mejor aceptar que ese es el aspecto real de nuestra piel y dejar de combatir fenómenos normales que nos afectan a todas? Los estereotipos de mujeres perfectas e irreales hacen mucho daño.

¿PIEL MASCULINA Y FEMENINA?

¿Realmente existen diferencias entre la piel masculina y la piel femenina? Son muchos los sectores y los fabricantes de cosméticos que distinguen entre hombres y mujeres basándose en las necesidades específicas de cada uno de ellos en determinadas situaciones. Pero ¿las diferencias son reales o es de nuevo una estrategia de marketing? ¿Tienen los hombres y las mujeres una piel tan distinta?

Existen muchos tipos de piel, con necesidades muy diversas que no dependen del sexo. Sin embargo, es cierto que la piel del hombre y la piel de la mujer presentan divergencias significativas no solo en el rostro, también en el resto del cuerpo. Esto no significa que no esté a favor de las cremas unisex. ¡Todo lo contrario! Pero hay ciertas características que nos diferencian y que en muchas ocasiones nos llevan a recomendar productos diversos y activos a distintas concentraciones.

Y esto, ¿a qué se debe? Las hormonas sexuales son un factor clave, ya que establecen gran parte de los rasgos diferenciales masculinos de la piel del hombre en relación con la piel de la mujer.

La piel de los hombres posee mayor número de folículos pilosos y es más grasa. Si recuerdas, el pelo y la glándula sebácea siempre van unidos, y esto explica dicha asociación. El aumento fisiológico de secreción de sebo en la piel masculina también está causado por la testosterona y se traduce en una piel brillante y oleosa, con mayor tendencia al desarrollo de acné y comedones. El manto ácido es abundante, por lo que el pH de la piel de los hombres suele ser ligeramente inferior, es decir, más ácido, que el de las mujeres. Sin embargo, de manera paradójica, a pesar de tener una piel más grasa secundaria a la secreción de las glándulas sebáceas, los hombres muestran menos tendencia a acumular grasa en el tejido celular subcutáneo. Es por eso por lo que la temida celulitis nos afecta más a nosotras. ¡Recuerda que la celulitis no es una cuestión de sobrepeso, sino que tiene un gran componente genético y mucha relación con las hormonas femeninas!

En general, las hormonas masculinas favorecen una piel más gruesa, con un mayor número de células en el estrato córneo de la epidermis, así como una mayor densidad de fibras de colágeno y elastina en la dermis. La piel masculina suele tener un aspecto más compacto y firme. Esto, sumado a la mayor producción de sebo que se asocia a la presencia de andrógenos, explica que las arrugas tarden más en aparecer. Sin embargo, cuando aparecen suelen ser muy pronunciadas.

Otra diferencia notoria es la presencia de vello facial. La barba empieza a hacerse presente en la adolescencia, en especial en la zona del mentón y el bigote, junto con el pelo en el pecho, brazos y piernas. En este sentido, gran parte de los hombres tienen problemas en la piel del rostro en relación con el afeitado, ya que el constante rasurado y el uso de productos *after shave* ocasionan que la piel de la cara se vuelva más sensible y se irrite con facilidad.

Finalmente, a medida que nos hacemos mayores, también aparecen diferencias en el pelo de la cabeza, puesto que la influencia hormonal provoca una mayor prevalencia de calvicie entre los varones. Es lo que conocemos como «alopecia androgenética», la cual se manifiesta inicialmente en forma de entradas y coronilla, pero puede evolucionar hasta la pérdida del pelo en toda la cabeza.

Aprende más: El aumento de vello facial en mujeres y la aparición de pelo en áreas típicamente no pilosas se denomina «hirsutismo», y suele asociarse a la presencia de acné. Estos signos clínicos nos orientan hacia un hiperandrogenismo, es decir, un aumento de testosterona y otros andrógenos. En estos casos, hay que descartar, entre otras cosas, el ovario poliquístico y la hiperplasia suprarrenal congénita. ¡Un desequilibrio hormonal puede evidenciarse a través de la piel!

¿CÓMO CAMBIA LA PIEL DURANTE EL CICLO MENSTRUAL?

¿Qué mujer no ha notado cambios en la piel durante la menstruación? ¿Y durante la ovulación? Estoy segura de que todas sabéis de lo que hablo.

Como he comentado anteriormente, las hormonas femeninas principales son los estrógenos y la progesterona. Tanto su secreción como su actividad siguen un patrón cíclico y, por lo tanto, sus efectos van variando a lo largo del ciclo menstrual. Y estas variaciones se reflejan en la piel.

El inicio del ciclo se considera el primer día de regla. Durante la menstruación, tanto los estrógenos como la progesterona se hallan en sus niveles más bajos, por lo que la piel está más seca y apagada.

En la primera mitad del ciclo predominan los estrógenos. Los estrógenos retienen líquidos, pero también contribuyen a mantener la piel hidratada. En esta fase del ciclo, la piel suele estar más tersa y luminosa. Así pues, en general, nos vemos la piel mejor. Los estrógenos se asocian con una mayor producción de colágeno, un mayor grosor de la piel, una mejor hidratación, una mejor cicatrización de heridas y una mejor función de barrera.

Con la ovulación empieza la segunda mitad del ciclo, en donde predomina la progesterona. En este caso, la progesterona estimula la producción de sebo en las glándulas sebáceas, la piel se vuelve más grasa y, por tanto, nos sale casi siempre algún granito. La progesterona es en gran parte la culpable de los granos que aparecen antes de la menstruación. Por otro lado, como disminuyen los estrógenos, la piel tiende a estar más deshidratada.

Sintetizando muchísimo, los estrógenos contribuyen a mantener una piel hidratada y la progesterona estimula la producción de grasa en las glándulas sebáceas. Durante la menopausia, también ocurren cambios en nuestra piel relacionados con las hormonas. En esta fase de la vida, en la que se reduce la producción de estrógenos, la piel se vuelve más seca, disminuye la producción de colágeno y la dermis pierde su elasticidad. De nuevo, ¡todo tiene una explicación!

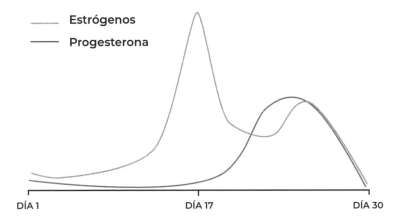

Estrógenos
Progesterona

DÍA 1   DÍA 17   DÍA 30

Aprende más: Algunos anticonceptivos mejoran el acné y otros lo empeoran. Esto es debido a que existen múltiples combinaciones de estrógenos y progestágenos que pueden influir sobre nuestra piel. Aunque en muchas ocasiones contribuyen a su mejoría, y a veces pueden ayudar a regular ciertos desajustes hormonales, los anticonceptivos no son un tratamiento para el acné. Tenemos muchas otras alternativas.

LA PIEL DURANTE EL EMBARAZO

El embarazo es un momento muy especial. Aparecen muchos cambios en el cuerpo y la piel es uno de los órganos más afectados. Las hormonas sexuales juegan de nuevo un papel fundamental. Durante la gestación los niveles de estrógenos y progesterona en el organismo son mucho mayores que en cualquier otra etapa de la vida, y sus efectos se manifiestan en la piel.

¿Quién no ha oído hablar de las famosas manchas del embarazo? El cloasma o melasma del embarazo consiste en la aparición de manchas color café con leche en la cara, principalmente en el labio superior, en los pómulos y en la frente, que emergen con más fuerza tras la exposición solar, aunque sea de baja intensidad y durante poco tiempo. ¡En el embarazo se activa la producción de melanina! Pero no ocurre de manera homogénea, por lo que el oscurecimiento de la piel es parcheado. Sucede algo parecido con la toma de anticonceptivos. Por este motivo el melasma también puede darse en estas circunstancias. De todos modos, debes saber que las personas con fototipo oscuro tienen más capacidad para activar la melanina, y que en ocasiones estas manchas aparecen sin previo aviso y sin un claro desencadenante.

La aparición de acné sigue sorprendiendo a muchas embarazadas, y puede manifestarse en cualquier momento, desde el inicio hasta el final del proceso. Muchos tratamientos, como por ejemplo los retinoides y ciertos antibióticos, están contraindicados durante el embarazo, por lo que antes de usar cualquier producto recuerda siempre consultar a tu dermatólogo. De todos modos, debes estar tranquila, ya que el acné gestacional es temporal. Tu piel acabará volviendo a la normalidad.

¡Y qué decir de las estrías! Durante el embarazo, la piel del abdomen y del pecho se estira de manera considerable y aparecen las estrías. Además, el aumento de peso generalizado junto con la retención de líquidos propiciada por los estrógenos puede dejar huella también en otras zonas de nuestro cuerpo. Es muy importante mantener nuestra piel bien hidratada con cremas para que esté flexible y elástica.

¡Ocurren muchos otros cambios! Incluidos los que aparecen después de dar a luz y durante la lactancia, como por ejemplo la caída brusca y abundante de pelo que conocemos como «efluvio posparto». ¿Mi recomendación? Visita al dermatólogo con la misma frecuencia que lo haces con el ginecólogo y el pediatra. De este modo, podremos prevenir, minimizar y mejorar muchos de los cambios dermatológicos que tienen lugar durante esta etapa de la vida.

¿CÓMO SE TRANSFORMA NUESTRA PIEL CON LOS AÑOS?

Vivir es crecer y cambiar. Las tres capas de nuestra piel, la epidermis, la dermis y el subcutáneo, van experimentando cambios progresivos que poco a poco se hacen perceptibles en la superficie.

Pero los cambios en la piel son lentos, y no aparecen todos a la vez ni en el mismo orden. El proceso es único en cada persona, sin embargo, conocer cómo se transforma nuestra piel capa a capa te puede ayudar a entender mejor cómo cuidarla y acompañarla durante el proceso.

El proceso de renovación celular de la epidermis, que duraba aproximadamente 28 días, se enlentece con los años. La producción de sebo en las glándulas sebáceas disminuye y la barrera hidrolipídica pierde calidad. La piel adquiere de modo progresivo un aspecto áspero y seco, requiere mayor hidratación externa, y aparecen las arrugas finas. La actividad de los melanocitos disminuye, la piel se vuelve más sensible a la radiación solar y se generan las manchas.

En la dermis disminuye progresivamente la síntesis de colágeno y elastina, que son las fibras encargadas de dar estructura y elasticidad a la piel. El ácido hialurónico se reduce y con ello, su capacidad de fijar agua y de mantener una piel tersa e hidratada. En consecuencia, la piel se vuelve menos elástica, aparecen las arrugas de expresión y la flacidez.

Las arrugas de expresión son uno de los primeros signos de este proceso. Cuando sonreímos, lloramos, estamos angustiados o gesticulamos al hablar, se contraen los músculos faciales. Esta contracción muscular ocasiona pliegues en nuestra piel que desaparecen cuando nos relajamos, siempre y cuando nuestras fibras de colágeno y elastina estén en buenas condiciones y nuestra piel, bien hidratada. La piel joven es como un muelle. Sin embargo, con el paso del tiempo, esta elasticidad se pierde y los pliegues en nuestra piel se quedan marcados cada vez durante más tiempo hasta hacerse permanentes. De todos modos, ¡si vamos a tener arrugas, que sea de tanto sonreír!

Con los años también se reduce la vascularización y esto equivale a un suministro menos eficiente de nutrientes y oxígeno a la superficie. No olvides que la dermis también nutre y oxigena la epidermis, por lo que ambas capas sufren. Asimismo, los capilares sanguíneos tienden a romperse y dilatarse, aparecen las telangiectasias y las arañas vasculares. Además, a medida que pasan los años, el proceso de reparación de las heridas es cada vez más lento y costoso.

El subcutáneo también se atrofia gradualmente. La disminución del tamaño y el número de adipocitos tiene un gran impacto en la pérdida de volumen. Esto contribuye a que las arrugas se profundicen, la flacidez sea mayor, se marquen cada vez más los surcos de la cara y esta adopte, en general, un aspecto triste y fatigado.

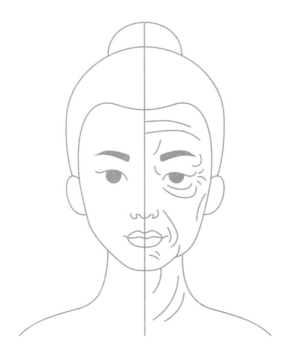

¿CUÁNDO CONSIDERAMOS QUE UNA PIEL ES MADURA?

Antes se empezaba a hablar de piel madura a los 35-40 años, pero en la actualidad este concepto ha quedado obsoleto. Hay personas que a los 35 años tienen piel grasa con lesiones de acné y no han desarrollado casi ni una arruga, y hay otras en las que el paso del tiempo se manifiesta a edades más tempranas. ¡No hay un punto de corte igual para todos!

No existe una edad concreta en la que podamos determinar que una piel es madura, sino que nos guían los signos, cambios y señales que nos manda nuestra piel. Cada piel envejece a su manera, y hay que tratarlas de forma personalizada.

No debemos fijarnos en la edad cronológica, sino en el estado y las características de la piel de cada persona. Tiene más valor la edad que sentimos que la que marca el calendario.

Sin embargo, en mayor o menor medida, la transformación de la piel conlleva en todos los casos la aparición de arrugas, manchas, telangiectasias, pérdida de volumen y flacidez. ¡Son los cinco signos principales sobre los que podemos actuar! Pero que no cunda el pánico, se pueden prevenir y se pueden tratar.

¿QUÉ EDAD TIENE TU PIEL?

Hay quienes dicen que cuando huimos de la vejez estamos huyendo de la vida. Envejecer no es enfermar; la experiencia de la madurez nos va a llegar absolutamente a todos. Algunas de las causas del envejecimiento son inevitables y no podemos modificarlas y nuestra edad biológica va a determinar en gran parte qué ocurre en nuestra piel. Con los años el metabolismo de las células se hace cada vez más lento. La piel se deshidrata y se seca debido a la disminución de la vascularización y de las secreciones sudoríparas y sebáceas; disminuye la síntesis de colágeno y elastina, y se reduce la capacidad de reparación celular. Además, en las mujeres bajan los niveles de estrógenos a partir de la menopausia y, entre otras cosas, este cambio hormonal conlleva una piel todavía más seca que pierde en gran parte su elasticidad. Esto, sumado a las diferencias intrínsecas entre la piel masculina y femenina, hace que el proceso de envejecimiento en ambos sexos sea parecido, pero no idéntico.

Debes saber también que no todas las pieles envejecen igual. En este sentido, la genética desempeña un papel importante, ya que una piel más oscura, gruesa y con tendencia grasa no envejece igual que una piel delgada fina y clara. Sin embargo, la genética determina solo una parte del envejecimiento de nuestra piel. Y cuanto más conocemos acerca del proceso genético, más nos damos cuenta de que esta proporción es mínima. Son los factores externos a los que estamos expuestos a lo largo de nuestra vida los que realmente marcan su ritmo de envejecimiento.

En muchas ocasiones caemos en el error de pensar que la aparición de arrugas, manchas y flacidez son 100 % inherentes al envejecimiento biológico. Sin embargo, debes saber que, en realidad, muchos de estos signos son el resultado de agresiones y maltratos que realizamos, sin darnos cuenta, sobre nuestro cuerpo y en consecuencia sobre nuestra piel. Como verás en el siguiente capítulo, mantener una piel saludable a lo largo de los años está en tus manos. Mediante la prevención podemos conservar nuestra piel en mejores condiciones. Es cierto que tenemos una base genética, pero el impacto de los factores externos resulta fundamental. Envejecer supone un proceso natural, pero podemos vivir más, en mejores condiciones, y cuidando nuestra piel.

Puntos clave

El paso de los años

- La piel es un órgano vivo que evoluciona a lo largo de la vida.

- En la adolescencia se incrementa la producción de sebo, aumenta la sudoración y aparece el olor corporal.

- La presencia de celulitis no implica un exceso de tejido graso, sino una modificación de este, y por este motivo se da también en personas delgadas.

- El embarazo es un momento muy especial. Se manifiestan muchos cambios en el cuerpo y la piel es uno de los órganos más afectados.

- No hay edad concreta a partir de la cual podamos determinar que una piel es madura.

- Son los factores externos a los que estamos expuestos a lo largo de nuestra vida los que realmente marcan el ritmo de envejecimiento de nuestra piel.

- Mediante la prevención podemos conservar nuestra piel en mejores condiciones.

Capítulo 9

EL FUTURO DE TU PIEL ESTÁ EN TUS MANOS

¡LA GENÉTICA NO LO ES TODO!

Clásicamente, la medicina se ha centrado en el envejecimiento cronológico. La mayoría de las patologías se han atribuido al simple hecho de sumar años, por eso se ha invertido mucho tiempo en estudiar el ADN y sus alteraciones genéticas. Sin embargo, la genética solo explica una pequeña parte de lo que ocurre en nuestras células.

Más del 80 % del envejecimiento de nuestra piel está causado por factores externos; por tanto, muchos de los procesos que tienen lugar en nuestro cuerpo dependen de nosotros y de todo aquello que nos rodea. Somos lo que hemos vivido, experimentado y consumido. A medida que vamos cumpliendo años, sumamos experiencias y vivencias que se reflejan en nuestra piel. Te lo demuestro ahora mismo.

Deja a un lado el libro y compara las características y la calidad de la piel de tu cara y tu escote. Son distintas, pero parecidas. Ahora compárala con la piel de áreas de tu cuerpo que suelen estar cubiertas la mayor parte del año, como el tronco, los glúteos o la cara interna de los brazos y los muslos. Toda nuestra piel tiene la misma edad cronológica y, sin embargo, hay áreas que están mucho más dañadas. Estas diferencias se van exagerando mucho más a medida que nos hacemos mayores. Haz la misma comparación en la piel de tus padres y/o tus abuelos y verás claramente cómo hay factores externos que influyen en el estado de tu piel.

En efecto, existen factores externos que nos envejecen. Y esto sucede de manera complementaria al envejecimiento cronológico intrínseco que viene marcado por nuestra genética. Entre los factores que aceleran el envejecimiento de nuestra piel destacan los ambientales, como la radiación ultravioleta, la contaminación atmosférica y las temperaturas extremas; y los propios de nuestro estilo de vida, como la mala alimentación, el estrés, el sedentarismo, la falta de cuidado de la piel, el tabaquismo y el descanso inadecuado.

El término «exposoma» engloba todos estos factores externos a los que estamos expuestos a lo largo de la vida, e incluye tanto las características del entorno que nos rodea como las diversas opciones que elegimos en el transcurso de nuestra existencia. Recuerda esta palabra, ya que la vas a oír constantemente en los próximos años.

Aprende más: A pesar de que, por lógica, entendemos fácilmente que los factores externos desempeñan un papel muy importante tanto en nuestra piel como en el resto de nuestro cuerpo, el término «exposoma» es reciente. Se describió por primera vez en 2005 por el doctor Wild y engloba el conjunto de factores ambientales y de exposición a los que estamos sometidos cada persona, desde el momento que nacemos hasta que nos morimos.

EL ESTRÉS OXIDATIVO Y LOS RADICALES LIBRES

¿Qué sucede dentro de nuestras células cuando recibimos los efectos de los factores externos? Si te interesa el cuidado de la piel, es importante que conozcas muy bien estos conceptos. Estoy segura de que vas a escuchar hablar de ellos, ya que están directamente implicados en el envejecimiento de nuestra piel.

Resulta que, por el efecto de ciertos factores externos como la radiación solar, la contaminación o el humo del tabaco, se liberan unas partículas denominadas «radicales libres» o «especies reactivas de oxígeno». Los radicales libres son moléculas inestables con cargas eléctricas, y tienen una gran capacidad para reaccionar con nuestras células y dañar sus componentes. ¡Ocasionan un enorme daño celular!

Al conjunto de reacciones que ocurren por el efecto de estos radicales libres, se las conoce como «estrés oxidativo». Se trata de la consecuencia del efecto que tiene el exposoma en nuestro cuerpo a nivel molecular. ¡Es el principal culpable de que nuestras células envejezcan!

Evidentemente, la naturaleza es sabia y nuestro cuerpo dispone de muchos mecanismos que nos ayudan a reparar este problema. Entre ellos, los antioxidantes. En circunstancias normales, los radicales libres son atrapados y neutralizados por los antioxidantes de la piel y de nuestro organismo. Sin embargo, hay ocasiones en las que se da un desequilibrio entre la producción de radicales libres y la capacidad de nuestro cuerpo para neutralizar y reparar el deterioro que causan. Cuando las células no se reparan a tiempo, aparecen las mutaciones. ¡Son daños sobre nuestro ADN!

Con los años y la agresión continuada, los sistemas de reparación y neutralización se agotan. Esto es lo que debemos evitar y combatir, tanto en nuestra piel como en el resto de los órganos. El objetivo no es parecer más jóvenes, sino envejecer de forma saludable y sentirnos mejor con la edad que tenemos. ¡Lo que debemos evitar es el envejecimiento prematuro!

EL FOTOENVEJECIMIENTO

La exposición a los rayos solares supone el principal factor externo responsable del envejecimiento cutáneo, por eso en este libro le dedico un capítulo entero. ¡Hay muchas más cosas que quiero contarte acerca del astro rey!

Exponerse exageradamente al sol sin protección daña la piel. Es lo que conocemos como fotoenvejecimiento. Aunque la piel posee la capacidad de protegerse a sí misma del sol a través del aumento de producción de melanina y el engrosamiento de la epidermis, ¡todo tiene un límite! Y, una vez superado, aparecen lesiones permanentes. Se estima que cerca del 80 % del envejecimiento exógeno de nuestra piel es debido a la exposición excesiva a la radiación solar.

El fotoenvejecimiento se manifiesta en forma de manchas, arrugas, rojeces y flacidez. La cara, las manos y el escote son las zonas más expuestas a la radiación solar y, por lo tanto, donde los signos del fotoenvejecimiento resultan más visibles. Mientras que la piel corporal suele estar cubierta, la facial está expuesta siempre. Además, como te comentaba anteriormente, la piel de la cara es muy fina y, en consecuencia, más vulnerable.

Es extremadamente importante proporcionar a la piel, sobre todo a la del rostro, una protección específica y constante durante todo el año, eligiendo medidas apropiadas según el tipo de piel, el tipo de pigmentación y la intensidad de la radiación solar. Protegernos de la radiación excesiva y de las quemaduras solares resulta fundamental para prevenir el envejecimiento cutáneo. Te daré todos los detalles más adelante. Véanse los capítulos «El efecto del sol», «El bronceado», y «¿Cómo protegernos del sol?».

¿POR QUÉ ES IMPORTANTE LA OSCURIDAD?

¿Qué sucede cuando anochece? La oscuridad forma parte de la otra mitad de nuestro día y tiene asimismo sus efectos sobre nuestra piel.

La melatonina (no la confundas con la melanina) es una hormona que se encuentra de manera natural en nuestro cuerpo y su producción se estimula con la oscuridad. Se sintetiza durante la noche en la glándula pineal, situada en el cerebro, y nos ayuda a regular el ritmo circadiano. La melatonina contribuye a disminuir el tiempo necesario para conciliar el sueño y, cuando sus niveles bajan, nos ayuda a despertar. Nuestro cerebro recibe información a través de la retina acerca de los patrones diarios de luz y oscuridad, y como consecuencia se adapta a las circunstancias externas. Por la mañana, cuando abrimos los ojos y nuestro cuerpo detecta la luz solar, se ponen en marcha muchos mecanismos. Entre ellos, disminuye la melatonina, encargada de los ciclos del sueño, y aumenta la secreción de cortisol, la hormona del estrés que nos mantiene alerta y nos ayuda a estar despiertos a lo largo del día. Cuando oscurece, nuestro cerebro se prepara para dormir y los niveles de estas dos hormonas se intercambian: el cortisol pasa a ser indetectable y se activa la secreción de melatonina.

Asimismo, la melatonina estimula la secreción de la hormona de crecimiento, modula la secreción de las hormonas sexuales y actúa positivamente sobre nuestro sistema inmunológico.

Pero ¡no solo eso! La melatonina, además, es un potente antioxidante que nos ayuda a combatir los radicales libres generados durante el día como consecuencia de las agresiones ambientales y a reparar nuestra piel durante la noche. ¡Lucha contra el estrés oxidativo!

Con los años, la producción de melatonina disminuye. ¡Es evidente que cuanto más mayores nos hacemos más nos cuesta dormir! Por otra parte, la reducción de la secreción de melatonina se refleja en el envejecimiento de nuestra piel. A menor cantidad de melatonina, menor potencial antioxidante.

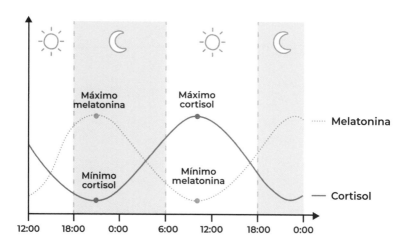

La noche es un momento importante que influye directamente en el proceso de envejecimiento. Deja que tu cuerpo produzca melatonina y no interrumpas este fenómeno natural. La desincronización del ciclo sueño-vigilia al viajar que conocemos como *jet lag*, los horarios nocturnos y mantener la luz artificial encendida hasta tarde no ayudan en absoluto. Procura no usar dispositivos electrónicos antes de acostarte ni abusar de la luz artificial. ¿Un consejo? Medita antes de ir a dormir, para ayudar a desconectar la mente y facilitar el proceso.

LOS BENEFICIOS DEL DESCANSO

Ojeras, mala cara, ojos hinchados, párpados caídos, piel deshidratada y con más arrugas de lo habitual... Es en tu piel donde primero se refleja una mala noche. Sin embargo, si has descansado tu piel lo nota. Piensa en esos días de vacaciones, lejos del estrés, cuando todo el mundo te dice que tienes buena cara.

Al descansar, tu piel también lo hace. El sueño es una necesidad biológica que nos permite reparar nuestro cuerpo y restablecer las funciones fisiológicas y psicológicas. No se trata simplemente de una desconexión del medio. El sueño es un taller de reparación. Acostarse siempre a la misma hora, dormir al menos ocho horas, sin ruidos ni luces que nos despierten, constituye uno de los rituales de belleza más efectivos.

¿Qué le pasa a tu piel mientras duermes? Además del poder antioxidante de la melatonina, la piel aprovecha el ciclo del sueño para repararse. Mientras dormimos, la respiración se estabiliza, baja la presión sanguínea, aumenta el flujo de sangre y se renueva nuestra piel. La noche es el momento en el que nuestras células se regeneran, ya que muchos de los procesos de reparación y regeneración ocurren bajo los efectos de la hormona de crecimiento que es activa durante la noche. Aumenta la regeneración de colágeno y elastina, se repara el daño celular y se recupera el pH de la piel. Asimismo, la relajación muscular que conlleva un buen descanso mejora las arrugas de expresión.

Cuando duermes el proceso de reparación cutánea alcanza su punto máximo; además, la piel se vuelve más permeable. Es uno de los motivos por los cuales los dermatólogos recomendamos aplicar tratamientos específicos justo antes de ir a dormir. Una buena higiene y posterior hidratación es fundamental antes de irnos a la cama. (Véanse los capítulos «Ingredientes que funcionan» y «Cuida tu piel en pocos pasos».)

De todos modos, si bien es cierto que antes de ir a dormir debemos seguir una buena rutina de cuidado facial, respetar las horas de sueño y no alterar nuestro ritmo circadiano también es imprescindible. ¡No hagas el trabajo a medias! Si tienes esto claro, ya has ganado mucho.

EL EFECTO DE LA CONTAMINACIÓN

El cambio climático y la contaminación atmosférica son problemas de enorme magnitud frente a los que debemos aplicar medidas urgentes. Afortunadamente, cada vez somos más los que tomamos conciencia de ello y espero que poco a poco sea una tendencia general, pero debes saber algo más. El clima en el que vivimos y la contaminación de la que nos rodeamos tienen también un gran impacto sobre nuestra piel. Cada pequeño gesto cuenta a la hora de cuidar el planeta. Si no quieres hacerlo por medio ambiente, hazlo por ti y por tu piel.

La exposición a la contaminación de las grandes ciudades genera estrés oxidativo y liberación de radicales libres en nuestra piel. Por un lado, a diario inhalamos gases volátiles procedentes de vehículos e industrias; por otro lado, las pequeñas partículas contaminantes que se encuentran en el ambiente de las grandes ciudades se depositan sobre nuestra piel. Las sustancias contaminantes se adhieren a la superficie de nuestro cuerpo y crean una película que se mezcla con el sudor y la grasa que segregan nuestras células. Como consecuencia, la piel se ensucia, se taponan los poros y se crea una capa de residuos que evita que las células muertas se desprendan con facilidad, dando lugar a una piel más rugosa y apagada. Además, los agentes contaminantes causan inflamación cutánea, formación de radicales libres y promueven la deshidratación de la piel. La contaminación ambiental ejerce un efecto directo e indirecto sobre nuestra piel. Se sabe, por otra parte, que cuando la contaminación y la radiación solar actúan conjuntamente, se acelera todavía más el proceso de envejecimiento. Dime dónde vives y te diré cómo envejeces.

¿Cómo minimizar los efectos de la contaminación en nuestra piel? Lo primordial es que entre todos logremos, poco a poco, un mundo más sostenible. Mientras lo conseguimos, procura evitar las áreas más contaminadas. Un acto sencillo es evitar pasear, correr o ir en bicicleta en carreteras llenas de coches o zonas con mucho tráfico. Además, debes tener en cuenta que limpiar la piel es fundamental cuando se vive en una ciudad o en un sitio con alto nivel de contaminación. Una buena higiene por la mañana y por la noche y un exfoliante 2-3 veces a la semana nos ayudará a eliminar los residuos que impregnan nuestra piel. La limpieza facial cobra una especial importancia y ha de ser mucho más meticulosa si vives en una gran ciudad. Asimismo, es importante hidratar la piel para protegerla y mejorar su barrera protectora. ¡Los antioxidantes se vuelven imprescindibles! Tanto en la dieta en forma de vegetales frescos como a través de productos cosméticos tópicos ricos, por ejemplo, en vitamina C y E.

Aprende más: ¡La cosmética antipolución está en auge! Y tiene su sentido. Evitar que las pequeñas partículas se adhieran a la superficie de nuestra piel es clave, y necesitamos ayuda complementaria si vivimos en una gran ciudad.

EL TABACO, EL ETERNO ENEMIGO

Algo parecido ocurre con el humo del tabaco. ¡Es muy fácil detectar a simple vista si una persona es fumadora! La nicotina, el alquitrán y los múltiples productos químicos que contienen los cigarrillos desencadenan estrés oxidativo de un modo similar a lo que sucede con la contaminación.

El humo del tabaco se impregna en la superficie de nuestra piel, tanto si somos fumadores activos como pasivos. El tabaco hace que los puntos negros sean más negros, acelera la aparición de arrugas alrededor de la boca, apaga la luminosidad del rostro y contribuye a la destrucción del colágeno y la elastina de la dermis.

¡Y qué decir de los efectos nocivos del humo del tabaco una vez inhalado! Sus componentes se absorben y se distribuyen por todo nuestro cuerpo, aumentando la producción de radicales libres y dañando directamente nuestras células. Dejar de fumar y alejarnos del humo del tabaco es clave si queremos conservar una piel sana a lo largo de los años.

¿CÓMO NOS AFECTAN LOS CAMBIOS DE TEMPERATURA?

Un calor intenso o un frío extremo tienen también un impacto negativo sobre el órgano más grande de nuestro cuerpo. Como en todo, los extremos son malos. Por lo tanto, el clima en el que vivimos, las temperaturas extremas y el cambio entre estaciones también influyen en el estado de nuestra piel.

Debes saber que el calor excesivo envejece. Como veremos en el siguiente capítulo, el calor forma parte de la radiación solar y, por lo tanto, también tiene el poder de generar radicales libres y estrés oxidativo. Entonces ¿cuanto más frío mejor? Te recuerdo que, en condiciones de frío, la piel reacciona estrechando los vasos sanguíneos para proteger el cuerpo frente a la pérdida excesiva de calor. Cuando las temperaturas son muy bajas, los vasos sanguíneos pueden contraerse tanto que en condiciones extremas se compromete el flujo sanguíneo y el aporte de oxígeno y nutrientes a nuestra piel, ocasionando la muerte celular. Esto suele ocurrir en los dedos de las manos y de los pies, en la nariz, las orejas, las mejillas y el mentón, y aparece en personas con mala circulación sanguínea y que no están protegidas de manera adecuada para temperaturas extremadamente frías. Además, las temperaturas frías persistentes reducen la secreción de las glándulas sebáceas, se altera la barrera hidrolipídica y el resultado es una piel muy seca y deshidratada. Lo contrario ocurre en condiciones de calor y humedad, por ejemplo, en zonas tropicales, en donde las glándulas sudoríparas producen más sudor, las glándulas sebáceas generan más sebo y la piel se vuelve húmeda y brillante, propensa al acné.

La temperatura del agua también influye en el estado de nuestra piel. ¡Cuidado con el agua muy caliente! Las duchas a alta temperatura alteran la barrera hidrolipídica y deshidratan nuestra piel favoreciendo la aparición de descamación e irritaciones. Las duchas largas con agua muy caliente son el peor enemigo de los pacientes con dermatitis atópica.

Lo mismo pasa con las calefacciones y los aires acondicionados. Lo ideal es no abusar del sistema de climatización. Cuanto más extrema es la temperatura, más se reseca el ambiente, y en consecuencia nuestra piel. En casa, o en el trabajo, siempre surgen conflictos relacionados con el ajuste del termostato, pero debes saber que el uso excesivo de los sistemas de climatización, tanto por frío como por calor, ocasiona un impacto negativo en el estado de nuestra piel y, por otra parte, contamina el medio ambiente.

¿HAY ALIMENTOS QUE ENVEJECEN?

Ten siempre presente que todo lo que comemos y bebemos produce un gran impacto sobre nuestro cuerpo y sobre nuestra piel. Pero en la alimentación no solo es importante lo que debemos comer, sino también lo que debemos evitar. ¡Es tan importante lo que comemos como lo que dejamos de comer! Además de elegir los alimentos correctos, hay otros que debemos minimizar si queremos mantener una piel saludable a lo largo de los años.

La alimentación es un proceso voluntario a través del cual escogemos los alimentos que vamos a comer. Una alimentación saludable incluye todos los grupos de alimentos en cantidades adecuadas para aportar la energía que nuestro organismo necesita para cumplir con sus actividades diarias y sentirse bien, incluyendo los macronutrientes (proteínas, carbohidratos y grasas) y los micronutrientes (vitaminas y minerales).

Sin embargo, durante muchos años, quizá por la falta de tiempo o por la falta de interés, hemos dejado de fijarnos en lo que comemos.

Los azúcares libres envejecen. Y los ultraprocesados contribuyen al estrés oxidativo. El azúcar está presente en casi todos los procesados, y en muchas ocasiones lo encontramos disfrazado bajo otros términos como «sacarosa», «glucosa», «jarabe de glucosa», «fructosa», «lactosa» o «maltosa». ¡Hay que leer bien las etiquetas! Pero lo más fácil es que directamente reduzcas todo lo posible el consumo de procesados. Elige alimentos frescos y cocínalos. Evita la comida precocinada y los productos ultraprocesados. ¡Come comida real!

¿Por qué nos envejecen los azúcares libres? El índice glicémico es una medida de la velocidad con la que un alimento puede elevar su nivel de azúcar en nuestra sangre. Cuando consumimos alimentos con alto índice glicémico, es decir, caramelos, helados, refrescos, repostería, pan blanco o bollería, se produce un pico de glucosa en nuestra sangre llamado «hiperglicemia» y tiene lugar un proceso que se denomina «glicación».

La glicación es la reacción química que se crea entre la glucosa de la sangre y las proteínas de la piel como el colágeno y la elastina. ¿El resultado? La formación irreversible de unos productos llamados AGE (*Advanced Glycation End-products*) que, por un lado, destruyen el colágeno y la elastina y, por el otro, contribuyen también al estrés oxidativo. Cuanto más azúcar ingerimos, más reacciones de glicación y, por lo tanto, más envejecimiento cutáneo. Pero la glicación no solo ocurre en la piel, sino que también contribuye al mal funcionamiento de los demás órganos vitales, al envejecimiento general y al desarrollo de enfermedades degenerativas. De nuevo, vemos cómo la salud es un todo.

Aprende más: Los valores del índice glicémico (IG) oscilan entre 0 y 100 y se dividen en tres categorías: bajo (de 1 a 55), medio (56 a 69) y alto (70 o más). La glucosa o el azúcar puro tienen el IG más alto. Evita los alimentos como las harinas, las pastas, los dulces y los procesados, y elige cereales integrales, frutas y verduras. ¡El azúcar de la fruta no tiene este efecto! La fibra regula la absorción de fructosa, pero para ello debes comerte la fruta entera en lugar de extraer su zumo.

QUE TU ALIMENTO SEA TU MEDICINA

Ya lo decía Hipócrates hace miles de años: «Que tu medicina sea tu alimento, y tu alimento tu medicina». La dieta también puede constituir uno de nuestros mejores tratamientos de belleza. Con la dieta somos capaces de introducir gran cantidad de antioxidantes que combaten los radicales libres de los que tanto estamos hablando.

La comida también es medicina. ¡Un cambio en la dieta puede contribuir a retrasar el envejecimiento cutáneo! Consumir vegetales ricos en antioxidantes y micronutrientes resulta vital. Los antioxidantes neutralizan parte de los radicales libres que dañan la piel y retrasan el envejecimiento. Además, contienen grandes cantidades de minerales como el azufre, el hierro, el zinc y el magnesio que son igualmente esenciales para el correcto funcionamiento de las células de nuestra piel. La buena noticia es que están a nuestro alcance, y se encuentran sobre todo en las frutas y las verduras. De hecho, los antioxidantes son en gran parte los responsables de los diferentes colores de estos alimentos. Cuantos más colores tenga nuestro plato, y más intensos sean los tonos, más antioxidantes estaremos incorporando a nuestra dieta. ¡Llenemos los platos de colores!

La provitamina A o betacaroteno es un potente antioxidante que hallarás principalmente en frutas y verduras anaranjadas que contribuye a la renovación celular. Las vitaminas del grupo B tienen también un papel fundamental en el buen estado de la piel, del pelo y de las uñas, y se encuentran en la mayoría de los alimentos de origen vegetal como las verduras, frutas frescas, frutos secos, cereales y legumbres. La vitamina C, abundante en los cítricos, los kiwis y las fresas, es muy necesaria para la salud de la piel, ya que interviene en la síntesis del colágeno. Además, ¡la vitamina C favorece la absorción de hierro! Por último, pero no por ello menos importante, la vitamina E, que tiene un potente efecto antioxidante y que encontramos en gran cantidad en frutos secos y aceites vegetales. De la vitamina D te hablaré más adelante, pues se trata de una vitamina especial que nosotros mismos somos capaces de sintetizar cuando nos exponemos al sol.

Por otra parte, los alimentos de origen vegetal son los que mejor nos ayudan a mantener nuestra microbiota intestinal en buenas condiciones. La fibra y los polifenoles presentes en los vegetales son algunos de los principales sustratos de los microorganismos que habitan en nuestro cuerpo. ¡La fibra contribuye a regular nuestra microbiota! Recuerda que mantener una microbiota intestinal equilibrada también es fundamental para la piel. Una alimentación basada principalmente en vegetales tiene múltiples beneficios. Sin embargo, este es solo un resumen introductorio. Necesitaría un libro entero para hablarte de ello.

Aprende más: Los micronutrientes, a diferencia de los macronutrientes, no suministran energía. Son indispensables para el buen funcionamiento del organismo y se requieren diariamente en pequeñas cantidades (por eso los conocemos como «micronutrientes»). Debemos obtenerlos a través de la alimentación, ya que a excepción de la vitamina D no somos capaces de sintetizarlos nosotros mismos, o por lo menos, no en cantidad suficiente.

¡SOMOS LO QUE COMEMOS!

Tal y como has visto, es tan importante lo que comemos como lo que dejamos de comer, y cada vez más investigaciones confirman la popular frase que dejó escrita hace más de doscientos años el filósofo Ludwig Feuerbach en una de sus obras: «Los humanos somos lo que comemos».

Sin embargo, no debes olvidar que también es importante el cómo, el cuánto y el cuándo comemos. Parece que todos tenemos clarísimo que debemos desayunar, comer, merendar y cenar. Aun así, ¿quién dicta estos horarios? Si lo piensas dos veces, te darás cuenta de que coinciden en gran parte con lo que nos marca el mundo occidental y los horarios de trabajo y colegio. Pero ¿son realmente necesarias cinco comidas al día tal y como nos han repetido durante años? ¿Es lo que de verdad necesita nuestro cuerpo? ¿O son los únicos momentos libres que nos dejan para alimentarnos? ¿Y si escuchamos nuestro cuerpo?

Un consumo calórico excesivo está asociado a un estado proinflamatorio, y esto promueve el envejecimiento. Hemos de obtener un aporte energético óptimo que nos permita desarrollar con normalidad nuestro día a día, pero en muchas ocasiones comemos más de lo que deberíamos. Reducir la ingesta calórica en la dieta hasta llegar a unas proporciones adecuadas y saludables de micro y macronutrientes nos mantendrá más sanos y jóvenes.

Pero esto no es todo. Cada vez más estudios demuestran los beneficios del ayuno intermitente tanto en el funcionamiento de nuestro cuerpo como en el de nuestra piel. El ayuno intermitente, como su nombre indica, consiste en ayunar durante un determinado período de horas. El tiempo de ayuno incluye las horas en las que duermes, por lo que aplicarlo no es tan difícil como parece. Durante el ayuno el cuerpo obtiene la energía de las reservas, en lugar de obtenerla de lo que acabas de comer. Y esto aporta numerosos beneficios. Espaciar las comidas ayuda a regular tanto los niveles de glucosa como la secreción de insulina, a reducir la inflamación, a mejorar los niveles de colesterol, a controlar la presión sanguínea y a disminuir el estrés oxidativo.

¡El ayuno intermitente tiene poder antienvejecimiento! Se ha visto que la restricción calórica mejora el aspecto de la piel. Aunque, cuidado, eso no significa comer menos calorías de las necesarias, sino distribuirlas de una manera distinta. Existen diversos patrones de ayuno, pero siempre deben estar supervisados. No los apliques sin consultar antes con un nutricionista. ¡El ayuno intermitente no sirve en todos los casos! Ayunar mal puede acabar en un atracón, por lo que el asesoramiento resulta imprescindible. Un buen nutricionista te ayudará a elegir los alimentos y los horarios que se adapten mejor a tu vida y tus compromisos.

LA DESHIDRATACIÓN INTERNA Y EXTERNA

«¿Cómo puede ser que tenga la piel tan seca si bebo muchísima agua?» Me atrevo a decir que esta es una de las preguntas que más frecuentemente me hacen en consulta. Sin embargo, debes saber que, aunque la hidratación en sí es importante para tu salud, beber agua no es un tratamiento para la piel seca y descamada.

¡La piel seca no se hidrata bebiendo agua, se hidrata con cremas! La piel seca y descamada es el resultado de una alteración de la barrera hidrolipídica. En ella hay una menor cantidad de sebo y de lípidos epidérmicos, y esto da lugar a que el agua se evapore. Cuando la piel está seca y descamada debemos restaurarla con cremas, o sea, de manera externa.

Entonces ¿beber mucha agua no influye sobre nuestra piel? ¡Por supuesto que sí! Una cosa no quita la otra. La deshidratación interna, es decir, la falta de agua en nuestros tejidos, también se refleja en la piel, pero no en forma de descamación y tirantez, sino en pérdida de turgencia. Cuando nuestro organismo está deshidratado, aparece lo que conocemos como «signo del pliegue». Para determinarlo, lo que se hace es pellizcar entre dos dedos la piel del brazo, del abdomen o del dorso de la mano durante unos segundos y luego se suelta. La piel con turgencia normal regresa rápidamente a su posición normal, mientras que la piel con disminución de la turgencia retorna despacio a su estado natural. Si tarda en hacerlo, significa que existe una deshidratación interna de nuestro cuerpo que, en este caso, sí que se recupera bebiendo agua.

Ingerir una cantidad adecuada de líquidos es, por lo tanto, fundamental tanto para la piel como para el resto de nuestro organismo. ¡Más del 50 % de nuestro peso es agua! Beber agua resulta esencial para mantenernos vivos. Pero ¡ojo! No es necesario que te obligues a beber 2 litros de agua al día u 8 vasos llenos de agua tal y como vemos anunciado en muchas partes. Las necesidades hídricas son muy variables y dependen de nuestras necesidades personales, de la actividad que realicemos y del clima en el que vivimos. Además, la fruta y la verdura contienen gran cantidad de agua y nos ayudan a reponer parte de la hidratación que necesita nuestro cuerpo. Del mismo modo, ciertos platos como las cremas o las sopas contribuyen al aporte de líquido. Así pues, el aporte hídrico debe ser adaptado a las circunstancias y las fuentes de hidratación son diversas.

LA ACTIVIDAD FÍSICA Y EL SEDENTARISMO

El sedentarismo y la falta de actividad física son factores que sin lugar a dudas aceleran el envejecimiento biológico. Una vida activa y con movimiento forma parte de una vida saludable.

Está demostrado científicamente que practicar deporte de manera regular tiene múltiples beneficios sobre la salud en general, y cada vez somos más conscientes de sus efectos positivos sobre la piel. Cuando nos activamos y nos movilizamos, nuestro corazón bombea más sangre, mejora nuestra circulación sanguínea y, en consecuencia, aumenta el flujo de oxígeno y nutrientes en nuestra piel. Asimismo, en cuanto a la aparición de arrugas o deterioro de la piel, se sabe que la actividad física protege a las células del daño oxidativo y del efecto de los radicales libres, que es precisamente lo que interviene en el envejecimiento.

Por otra parte, si aumentamos la actividad física, producimos endorfinas que disminuyen nuestros niveles de ansiedad, por lo que dormiremos mejor, y, probablemente, comeremos mejor. Como ves, todo está relacionado. Da el paso y lo demás llegará solo. Insistir en la importancia de la actividad física debe ser una prioridad. ¡Las nuevas generaciones de sanitarios lo tenemos clarísimo! Además de tratamientos y rutinas para el cuidado de la piel, es necesario prescribir estilos de vida y salud.

El sedentarismo está detrás de muchas de las enfermedades más prevalentes del siglo XXI. ¿Cómo puede ser que la mayoría de nosotros pasemos más de ocho horas al día sentados en una silla? La inactividad predomina en nuestras vidas.

No voy a negar que encontrar un momento para nosotros mismos es complicado en los tiempos en los que vivimos, pues cada vez se nos exige más y disponemos de menos tiempo para cuidarnos. Sin embargo, ¡cuanto antes empieces, mejor! ¿Lo ideal? Establece una lista de prioridades y elabora un plan diario en donde te reserves una o dos horas para ti. ¡Trata de cumplirlo! No es egoísmo, sino una inversión en salud.

La actividad física debe mantenerse como parte de nuestra rutina diaria a medida que vamos envejeciendo, incluso cuando somos ancianos. Hay muchas opciones que van desde caminar, correr, nadar o practicar yoga a los deportes de equipo. ¡No hay excusa! Antes de plantearte pasar de 0 a 100, recuerda que hay puntos intermedios. Márcate objetivos que puedas cumplir. Empezar por algo simple y asequible como un largo paseo también es correcto. Recuerda que, si puedes permitírtelo, siempre es buena la supervisión de un entrenador cualificado.

CUIDA TU PIEL DURANTE EL EJERCICIO

¿Cómo optimizar los beneficios que nos aporta la actividad física en nuestra piel? Evidentemente debemos compensar la pérdida de agua y electrolitos a través del sudor con una correcta reposición; y para ello es necesario hidratarse de modo adecuado. Sin embargo, en lo que a la piel se refiere, también es esencial que tengas en cuenta una serie de cuidados específicos.

Todos tenemos asumido que tras una rutina de ejercicio viene el momento de la higiene. No obstante, pocos tenemos en cuenta la importancia de una buena limpieza previa. Si hay algo en lo que nunca debes fallar es en la higiene facial antes de practicar cualquier tipo de deporte. Al sudar se dilatan los poros y, en consecuencia, los restos de productos cosméticos, el maquillaje, el exceso de sebo y la polución pueden acumularse en su interior. Lavarte la cara antes de hacer deporte es fundamental. Se trata de algo sencillo que puede evitar la oclusión de los poros y la aparición de lesiones de acné.

Además, si realizas deporte al aire libre es imprescindible que te protejas del sol con ropa adecuada, gorra y protector solar. El uso de ropa deportiva con tejido transpirable y aperturas en las zonas de mayor sudoración como las axilas resulta primordial para evitar futuras irritaciones y la aparición de infecciones como la foliculitis.

En lugares cerrados como el gimnasio debemos prestar especial atención a las infecciones. ¡Las verrugas y los hongos son frecuentes! Usa guantes para proteger tus manos de los callos, toalla para cubrir las superficies en las que te apoyas y sandalias para la ducha. En los deportes de fuerza, en los que sometemos la piel a mucho estiramiento, es importante prevenir la aparición de estrías en las zonas de más tensión. Para tal fin hidrata tu piel a diario para mantenerla elástica y en buenas condiciones.

Si lo que prefieres son los deportes acuáticos, te recomiendo que aclares muy bien los restos de sal o cloro al salir del agua. Recuerda que el agua presenta un nivel de pH superior al de la piel y, por este motivo, los baños prolongados facilitan que se reseque y se irrite con facilidad. ¡Y más todavía si el agua contiene cloro! Por otro lado, aunque el agua de mar nos aporta muchos beneficios, debes saber que la sal también puede producir irritación, sequedad y deshidratación. Dúchate siempre al acabar el baño e hidrata la piel con una buena crema.

Aprende más: ¿Sabías que si te bañas en la piscina tu pelo puede adquirir un tono verdoso? Ocurre sobre todo si llevas el pelo teñido de tonos claros. Esto se debe a una sustancia que se añade a las piscinas, el sulfato de cobre. ¿Un truco? Antes de bañarte, aplica un aceite capilar o mascarilla para que forme una película impermeable, y aclara bien tu pelo al salir del agua.

EL YOGA Y SUS BENEFICIOS

El yoga es una disciplina tradicional que se originó en la India y que busca la felicidad a través de la unión de la mente, el cuerpo y el alma. Su práctica está creciendo muchísimo en la sociedad occidental, lo que no me extraña. Cuando algo funciona y sus beneficios se aprecian a simple vista, resulta esperable que todos queramos incorporarlo en nuestras vidas. Su práctica habitual puede cambiarte la perspectiva de las cosas. ¡A mí me la ha cambiado! Además de dermatóloga, soy profesora de yoga, que es mi otra pasión. Lo practico a diario desde hace años, por lo que puedo hablarte desde el conocimiento.

El yoga constituye una práctica ancestral que nos aporta beneficios tanto a nivel físico como mental y emocional. Por supuesto todo ello, como hemos visto, contribuye a mantener una piel saludable.

Además, desde el punto de vista médico, el yoga no deja de sorprenderme. Al practicarlo, favorecemos la respiración e incrementamos la oxigenación de nuestras células. Las diversas posturas, conocidas como «asanas», combinadas con una respiración profunda y pausada nos ayudan a equilibrar el sistema nervioso, a ralentizar el ritmo cardíaco y a relajar los músculos. Todo esto ocurre al mismo tiempo que mejoramos la circulación sanguínea en el conjunto de los órganos de nuestro cuerpo, incluida la piel. Asimismo, el yoga contribuye a reducir los niveles de cortisol, la hormona del estrés, y, en consecuencia, mejora la presión arterial, la calidad del sueño y el sistema inmunológico. Además, fortalece nuestros músculos a la vez que nos ayuda a fomentar el equilibrio y la flexibilidad, manteniendo el cuerpo en buenas condiciones a lo largo de los años.

En sí, se puede decir que la vida yogui es antiarrugas, ya que además de la práctica física, promueve una alimentación saludable, unos buenos hábitos de descanso y reduce los niveles de estrés. Si te inicias, verás que a medida que lo practiques empezarás a notar los beneficios que, a su vez, te servirán de estímulo para seguir avanzando.

Para iniciarse no hay excusas que valgan. El yoga es para todos y para empezar no resulta necesario estar en forma o ser flexible. La flexibilidad es algo que se adquiere con el tiempo, tanto a nivel físico como mental.

Aprende más: El yoga facial es una disciplina que se centra en los movimientos de los músculos faciales y promueve la circulación sanguínea en la piel de la cara. La pérdida de densidad de los tejidos del rostro, entre ellos la musculatura, la grasa y la piel, constituye uno de los principales signos del envejecimiento. Estimular los músculos de la cara para aumentar su fuerza y su volumen, a la vez que aprendemos a relajarlos para minimizar las arrugas de expresión, mantiene nuestra piel en mejores condiciones.

LOS CONCEPTOS *WELL-AGING*, *PRO-AGING* Y *SMART-AGING*

Rutinas *anti-aging*, tratamientos *anti-aging*, cosméticos antienvejecimiento... Todos estamos acostumbrados a oír estos términos, pero apenas nos paramos a pensar en lo que significan realmente. El prefijo *anti-* significa «ir en contra» y, tal vez gracias a la influencia que el yoga y la meditación tienen en mi vida, con el tiempo he aprendido que, yendo en contra de las cosas, poco se gana.

El envejecimiento es un proceso que debemos entender y asumir con dignidad y alegría. Además, hoy sabemos que es posible cumplir años minimizando todos los factores que influyen negativamente tanto en nuestra piel como en nuestro cuerpo. Ahora que conocemos el impacto que tienen la alimentación, el tabaco, el estrés, la contaminación y el exceso de radiación ultravioleta sobre nuestra piel, podemos tomar cartas en el asunto. Y tenemos casi todas las herramientas a nuestro alcance. Hay muchas cosas que podemos hacer para cuidar nuestra piel además de llevar una buena rutina cosmética.

El *well-aging*, el *pro-aging* y el *smart-aging* conllevan un cambio de perspectiva del concepto de cumplir años. ¿Y si en lugar de arreglar lo que estropeamos, invertimos tiempo y esfuerzo en mantener nuestra salud a lo largo de la vida? Para ello es clave entender cada fase del envejecimiento y nos permite jugar con ventaja. Depende de nosotros aceptar y acompañar el proceso evolutivo natural de la mejor manera. No debemos ir en contra, sino a favor, disfrutando de todo lo bueno que tiene cumplir años, como la sabiduría y la confianza en nosotros mismos. ¡Aceptemos el paso de los años, pero hagámoslo bien y de manera inteligente!

Ahora que sabes que el estrés oxidativo envejece nuestras células mediante la formación de radicales libres, está en tus manos elegir cómo quieres vivir el resto de tu vida. Una alimentación equilibrada rica en vegetales, la actividad física diaria, el manejo adecuado del estrés y el descanso de calidad son pilares fundamentales para mantener una piel sana y un cuerpo sano. ¡Todo está relacionado!

Creo firmemente que resulta posible lograr un envejecimiento respetuoso con nosotros mismos. Debemos aceptar los cambios que aparecen en nuestro cuerpo, pero prevenir aquello que es evitable. Vivimos en una sociedad en la que los hábitos perjudiciales como el sedentarismo, la mala alimentación, el consumo de tabaco y alcohol, el manejo inadecuado del estrés y la contaminación constituyen la norma. Como en todo, prevenir es mejor que curar y por fortuna la medicina preventiva está ganando protagonismo. ¡El éxito es la suma de pequeñas acciones! Y son estas pequeñas acciones las que intento compartir a través de este libro.

Puntos clave

El futuro de tu piel está en tus manos

- El término «exposoma» engloba todos estos factores externos a los que estamos expuestos a lo largo de la vida, y está directamente relacionado con el envejecimiento prematuro.

- Cuando descansas, tu piel también lo hace. El sueño es reparador y, además, la melatonina constituye un potente antioxidante.

- La actividad física debe mantenerse como parte de nuestra rutina diaria a medida que vamos envejeciendo.

- La comida es medicina y un cambio en la dieta puede contribuir a retrasar el envejecimiento cutáneo.

- El *well-aging*, el *pro-aging* y el *smart-aging* conllevan un cambio de perspectiva del concepto de cumplir años.

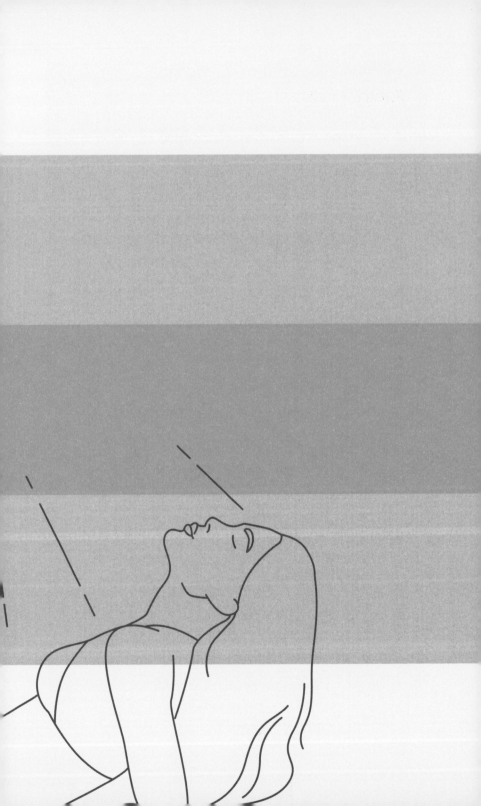

Parte 4

PROTEGE TU PIEL

La naturaleza te da la piel que tienes a los 20,
pero la que tienes a los 50 depende de ti.

COCO CHANEL

Capítulo 10

EL EFECTO DEL SOL

EL SOL, ¿AMIGO O ENEMIGO?

Sin duda alguna, ¡nuestro amigo! El sol es fuente de energía, y sin él la vida en nuestro planeta no sería posible. El sol nos da calor y nos permite la vida. Gracias al sol, las plantas realizan la fotosíntesis y liberan el oxígeno que nos posibilita respirar. El sol es imprescindible para todos.

¡El sol controla nuestro reloj biológico interno! Gracias al astro rey regulamos nuestro biorritmo. Sin él, no habría amaneceres ni atardeceres, pero además su patrón cíclico de luz y oscuridad regula el funcionamiento de nuestro cuerpo. Recuerda que el cortisol, la hormona del estrés, nos mantiene despiertos y alerta a lo largo del día y que la melatonina nos ayuda a dormir y a definir los ciclos de sueño. Estos ciclos hormonales se conocen como «ritmo circadiano» y permanecen activos a lo largo de nuestra vida por la presencia de la luz del sol.

Sentir el calor del sol en la piel constituye una de las sensaciones más placenteras del mundo. ¿Quién no ha experimentado en su propia piel que el sol mejora el estado de ánimo? Está demostrado que el sol promueve la síntesis de serotonina, también conocida como la «hormona de la felicidad». La serotonina es una sustancia relacionada con el bienestar, y se ha podido constatar que sus niveles son más altos en los días luminosos, ya que su producción está muy influenciada por la luz solar. Asimismo, la ausencia de sol da lugar a lo que se conoce como el «trastorno afectivo estacional», un tipo de depresión que suele aparecer en otoño y en invierno.

Tomar el sol con moderación es bueno para la mente y para el cuerpo. Gracias a la energía solar sintetizamos la vitamina D, esencial para tener unos huesos y dientes sanos, así como conservar nuestro sistema inmunológico en buen estado.

Finalmente, debes saber que el sol también tiene efectos directos positivos sobre nuestra piel. El sol posee propiedades terapéuticas en algunas enfermedades dermatológicas por su efecto antiinflamatorio: un ejemplo claro de ello es la psoriasis. Las lesiones mejoran con la exposición a la radiación solar.

Aprende más: El trastorno afectivo estacional (TAE), también conocido como depresión invernal o *winter blues*, es un trastorno del estado del ánimo con patrón cíclico estacional que afecta hasta casi el 10% de la población. Las personas con exposición a la luz solar reducida, habitualmente en los meses de invierno en el hemisferio norte, experimentan síntomas de depresión, dificultad para concentrarse, baja energía o fatiga y sueño excesivo por falta de luz solar. Uno de los tratamientos de mayor efectividad es la fototerapia, que utiliza una lámpara especial con una luz muy brillante que imita la luz del sol.

¿POR QUÉ LE TENEMOS MIEDO AL SOL?

El sol nos da una sensación de placer instantáneo que nos hace confiar ciegamente en él y exponernos sin precaución. Cuando nos exponemos al sol, obtenemos de manera inmediata muchos de sus beneficios. No obstante, una cosa es que nos dé el sol y la otra, tomar el sol. ¡No tiene nada que ver! Aunque el sol es necesario para la vida, nos causa problemas cuando nos exponemos más de lo que deberíamos. ¡Todos los excesos son malos! Y demasiada exposición puede ser perjudicial, en especial para la piel.

La exposición solar constante e indiscriminada está relacionada de manera directa con el desarrollo de cáncer de piel y ciertos problemas oculares. El melanoma es uno de los cánceres más peligrosos y mortales y su factor de riesgo más importante es, precisamente, la exposición excesiva al sol. Por este motivo no es de extrañar que casi todas las recomendaciones dermatológicas vayan orientadas a minimizar la exposición exagerada a la luz ultravioleta, sobre todo en las horas centrales del día.

Además, se estima que cerca del 80 % del envejecimiento exógeno de nuestra piel es debido a la exposición excesiva a la radiación solar. Es lo que conocemos como «fotoenvejecimiento» y se manifiesta en forma de manchas, arrugas, rojeces y flacidez. La mayoría de los efectos nocivos del sol son a largo plazo, de ahí que muchas veces no los tengamos presentes. ¡Es normal! Cuando los cambios ocurren lentamente no son tan perceptibles y, en ocasiones, tomamos conciencia demasiado tarde. Las manchas y las arrugas aparecen de manera silenciosa sobre nuestra piel.

Como ves, los problemas llegan cuando abusamos de la exposición solar. No olvides que la piel tiene memoria y que el efecto del sol se acumula a lo largo de la vida. Debemos beneficiarnos del sol, pero de modo inteligente.

¿QUÉ ES LA RADIACIÓN SOLAR?

Para entender bien cómo actúa en nuestra piel, es importante que sepas que el sol emite tres bloques principales de energía: la radiación infrarroja, la luz visible y la radiación ultravioleta.

Las personas podemos ver gracias a la luz solar, pero no toda la radiación que emite el sol se puede ver. Si somos estrictos, la luz, por definición, es la franja de radiación a la cual nuestro ojo es sensible. Es la que nos permite ver los objetos de colores, gracias a los receptores que tenemos en la retina. Sin embargo, la radiación infrarroja y la radiación ultravioleta son invisibles al ojo humano.

La radiación ultravioleta (UV) y la infrarroja (IR) se hallan en ambos extremos de la franja visible. Como su nombre indica, la radiación ultravioleta se ubica por encima (ultra) de la luz violeta y la radiación infrarroja se ubica por debajo (infra) de la luz roja. ¡Ahora seguro que ya no lo olvidas!

Los distintos efectos producidos por la radiación ultravioleta, la luz visible y la radiación infrarroja son causados por sus diferentes energías. La radiación ultravioleta es la más energética y, por lo tanto, la que más nos afecta. Se trata de la principal causante del daño en nuestra piel y, por este motivo, es la más estudiada y de la que mejor se conocen los efectos en la piel.

Por suerte, la cantidad de radiación ultravioleta que llega a la Tierra es todavía muy pequeña. ¡Representa menos del 10 %! Pero como hablamos tanto de ella, se tiende a pensar, erróneamente, que la radiación ultravioleta es la más abundante.

RADIACIÓN ULTRAVIOLETA	400-290 nm	DERMIS Y EPIDERMIS
LUZ VISIBLE	760-400 nm	DERMIS
RADIACIÓN INFRARROJA	> 760 nm	DERMIS Y SUBCUTÁNEO

Aprende más: Los tres tipos de radiación que emite el sol se suelen representar en una escala y se diferencian por su valor de longitud de onda, que es la que va a determinar si penetran más o menos en nuestra piel. La luz visible incluye la radiación emitida con una longitud de onda que va aproximadamente desde 400 nm a 760 nm. La longitud de onda más corta corresponde al violeta (la más cercana a la radiación ultravioleta) y la longitud de onda más larga corresponde al rojo (la más cercana a la radiación infrarroja). A menor longitud de onda, menor penetración, mayor energía y mayor daño en nuestra piel. A mayor longitud de onda, mayor penetración en nuestra piel, pero menor energía y menor daño en nuestra piel.

LA RADIACIÓN INFRARROJA

Los rayos infrarrojos están relacionados con la temperatura. ¡Los infrarrojos son los responsables del mantenimiento de la temperatura en la superficie terrestre! Resultan esenciales para la vida y gracias a ellos sentimos el calor del sol en la piel.

Existen tres tipos de radiación infrarroja: la IR-A, la IR-B y la IR-C: la IR-A es la que llega mayoritariamente a la Tierra. La radiación infrarroja A penetra en nuestra piel y alcanza su capa más profunda, el subcutáneo. ¡Los infrarrojos nos mantienen calientes! No obstante, el calor excesivo generado por los infrarrojos puede tener consecuencias vitales, sobre todo en los bebés, los niños y los ancianos.

La deshidratación secundaria al calor puede ocasionar perjuicios muy graves. En los bebés y en los niños el sistema de termorregulación está poco desarrollado y, en los ancianos, los sistemas regulatorios de la sed se empiezan a alterar. Los rayos infrarrojos tienen gran parte de culpa del temido «golpe de calor», una patología potencialmente mortal en la cual el cuerpo pierde la capacidad de regularse y las temperaturas pueden llegar hasta los 40 grados o más.

Hasta hace poco se pensaba que el efecto de la radiación infrarroja se limitaba al aumento de temperatura. Sin embargo, hoy en día sabemos que también desempeña un papel en el fotoenvejecimiento. Los rayos infrarrojos no nos broncean ni son los responsables de las quemaduras solares. No obstante, ocasionan lo que conocemos como «estrés térmico», que genera radicales libres y contribuye al envejecimiento cutáneo. ¿Recuerdas cuando te explicaba que el calor envejece? Esta es, en parte, la explicación científica.

Aprende más: No todos los infrarrojos son malos. La exposición controlada, conocida como «termoterapia», es positiva. Se emplea en medicina estética para mejorar arrugas, celulitis y estrías, ya que mediante el aumento del flujo sanguíneo se produce un efecto bioestimulante celular.

LA LUZ VISIBLE

La luz visible cuando se descompone tiene los colores característicos del arcoíris: rojo, naranja, amarillo, verde, cian, azul y violeta. Es la que nos permite ver en color y nos ayuda a regular el ritmo circadiano.

Igual que ocurría con la radiación infrarroja, hasta hace poco se creía que la luz visible no causaba ningún efecto directo sobre nuestra piel. No obstante, también está implicada en el fotoenvejecimiento mediante la formación de radicales libres.

Además, actualmente sabemos que la luz azul, el espectro de luz visible más cercano a la radiación ultravioleta, está relacionada con el desarrollo de manchas e hiperpigmentaciones. La luz azul estimula la producción de melanina en los melanocitos, sobre todo en personas con fototipo oscuro (fototipos IV, V y VI), y favorece la aparición de melasma.

La luz azul proviene en gran parte del sol. Sin embargo, los dispositivos electrónicos como el móvil, el ordenador y los televisores LED también emiten luz visible y están cada vez más presentes en nuestras vidas. ¡La luz azul que generan estos dispositivos es objeto de estudio y genera amplios debates!

¿Cuántas horas estás delante de las pantallas? Por un lado, la luz que desprenden engaña a nuestro cerebro y se altera nuestro biorritmo. Por otro lado, se discute si una exposición prolongada a la luz azul de los dispositivos digitales y electrónicos podría tener también un impacto sobre nuestra piel. La intensidad de luz azul que generan es mucho menor que la del sol, pero pasamos muchas horas frente a las pantallas y cada vez estamos expuestos desde una edad más temprana. Es algo que, como mínimo, debe hacernos reflexionar.

Aprende más: Isaac Newton fue el primero en descomponer la luz visible blanca del sol en sus componentes mediante un prisma, y dedujo que los colores del arcoíris eran colores puros, mientras que la luz blanca era la mezcla de todos ellos. Antes que Newton, Descartes ya intentó descomponer la luz, pero solo logró obtener los colores rojo y azul.

LA RADIACIÓN ULTRAVIOLETA

¿Sabías que hay tres tipos de radiación ultravioleta? Igual que sucede con la radiación infrarroja, la radiación ultravioleta (UV) se presenta en tres formas: UVA, UVB y UVC, y sus efectos biológicos dependen de su diversa energía y capacidad de penetración en nuestra piel.

La radiación UVC es la más energética y dañina, tiene propiedades germicidas e induce la muerte celular. Si contactara con nuestra piel, ¡nos quemaría intensamente! Por fortuna, no debemos inquietarnos por ella, ya que es bloqueada casi por completo gracias a la capa de ozono y no llega a la superficie de la Tierra. Sin embargo, sí que debemos preocuparnos de mantener la capa de ozono intacta, cuidando y respetando el medio ambiente, para que siga siendo así.

Las radiaciones UVB y UVA sí que llegan a la superficie de nuestro planeta y son las que más conocemos. La UVB es más energética que la UVA y, por lo tanto, resulta más dañina. De nuevo, por suerte, de toda la radiación ultravioleta que llega a la Tierra, aproximadamente el 95 % es UVA y el 5 % restante, UVB. También es así gracias a nuestra capa de ozono que contribuye a crear un entorno apto para el desarrollo de la vida.

UVA	UVA 1 400-340 nm UVA 2 340-320 nm	Dermis Dermis superficial
UVB	320-290 nm	Epidermis
UVC	290-200 nm	No llega a la Tierra

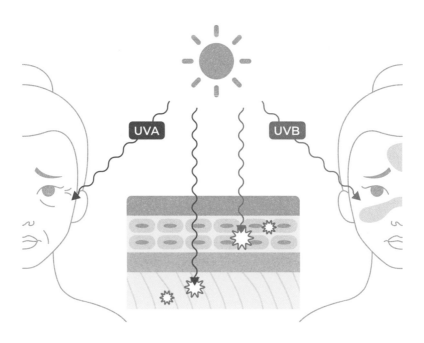

Aprende más: Los efectos de la luz ultravioleta están en boca de todos y la protección solar ha adquirido un papel muy importante. ¡No es cuestión de marketing! La era industrial está agotando la capa de ozono; esto implica que los niveles de radiación ultravioleta que llegan a la superficie terrestre son mucho mayores y, en consecuencia, perjudiciales para la salud humana. Entre los efectos negativos más importantes se incluyen el aumento de casos de cáncer de piel, las cataratas y los trastornos inmunitarios. Pero la radiación UV también afecta a todos los ecosistemas terrestres y acuáticos. ¡Es hora de actuar!

¿QUÉ CARACTERÍSTICAS TIENE LA RADIACIÓN UVA?

La radiación UVA es la radiación UV más abundante y representa aproximadamente el 95 % de la radiación UV total que llega a la Tierra. Los rayos UVA pueden pasar casi sin dificultades a través de la capa de ozono, de las nubes y la niebla, e incluso atravesar vidrios y ventanas. La radiación UVA está presente en todas partes.

Constituye la radiación ultravioleta con menos energía, pero con mayor capacidad de penetración en nuestra piel. Tiene capacidad de llegar hasta la dermis, y los radicales libres que genera en el camino crean moléculas inestables que dañan las fibras de colágeno y elastina causando flacidez, pérdida de elasticidad y envejecimiento prematuro de la piel.

¡La radiación UVA también nos broncea! No obstante, se trata de un bronceado rápido y poco duradero. Esto se debe a que los rayos UVA no estimulan la formación de nueva melanina, sino que oxidan la melanina ya existente, lo que nos da un bronceado instantáneo. La radiación UVA genera una pigmentación inmediata, que aparece al cabo de pocos minutos tras la exposición, pero que desaparece a los pocos días. ¡Es un efecto del estrés oxidativo! Así pues, debes tener en cuenta que a la vez que la piel se broncea se estimula el fotoenvejecimiento.

Pero la radiación UVA no solo está implicada en el fotoenvejecimiento, sino que también posee un papel en la fotocarcinogénesis. El estrés oxidativo generado por los radicales libres estimula la aparición de mutaciones y, en consecuencia, contribuye al desarrollo del cáncer de piel. Los rayos UVA desempeñan, por lo tanto, un papel fundamental en la lesión solar a largo plazo.

Además, la radiación UVA está directamente relacionada con la aparición de las manchas en la piel; asimismo, interviene de manera clave en las reacciones fototóxicas y fotoalérgicas.

A= Arrugas, *Aging*, Alergias

¿QUÉ CARACTERÍSTICAS TIENE LA RADIACIÓN UVB?

La radiación UVB es en gran parte bloqueada por la capa de ozono, pero su elevada energía la convierte en la responsable de los efectos biológicos más importantes, tanto positivos como negativos.

Es la implicada en la síntesis de vitamina D, y por lo tanto, fundamental para el correcto desarrollo de nuestro cuerpo, pero también es la radiación responsable del eritema o quemadura solar. ¡Hay que lograr un balance! ¿Sabías que la radiación UVB puede pasar a través del agua? También llega a nuestra piel cuando estamos nadando o buceando en el mar o en la piscina. La radiación UVB es la principal responsable del desarrollo de los diversos tipos de cáncer de piel. La radiación UVB concentra su efecto en las células de la capa superior de la piel, es decir, en la epidermis, y actúa directamente sobre el núcleo de las células. Este efecto directo sobre el ADN puede originar múltiples mutaciones que favorecen el desarrollo del cáncer cutáneo. Además, los rayos UVB generan radicales libres que dañan el ADN también de manera indirecta.

Para protegerse de sus efectos la piel posee su propio mecanismo de defensa. La melanina es nuestro protector solar natural y su producción se estimula principalmente por la acción de la radiación UVB. Cuando la radiación UVB alcanza la capa basal de la epidermis, e incide sobre los núcleos de los melanocitos, se activa el sistema. ¡Es lo que conocemos como «bronceado»!

La melanina, una vez sintetizada, se sitúa encima de los núcleos celulares para proteger el ADN del impacto de la radiación continuada. Actúa como una sombrilla para nuestras células y absorbe los rayos del sol. La radiación UVB es la responsable de un bronceado tardío, puesto que requiere que nuestras células se activen previamente, y duradero, ya que persiste hasta que nuestra piel se regenera por completo. De cualquier modo, pese a que a todos nos gusta mucho lucir un tono tostado, debes recordar que la producción de melanina se activa cuando hay una agresión sobre nuestras células.

Además, llega un momento en el que el sistema alcanza su límite, falla, se agota o no es capaz de producir suficiente pigmento: entonces aparece la quemadura solar. ¡El daño en nuestro ADN está asegurado! Se trata de una situación extrema a la que debes evitar llegar y para ello es necesario que adoptes las medidas adecuadas. (Véase más al respecto en los capítulos «El bronceado» y «¿Cómo protegernos del sol?».)

B= Bronceado, *Burn*

¿QUÉ ES EL ÍNDICE ULTRAVIOLETA?

¿Estamos siempre expuestos a los mismos niveles de radiación? ¿De qué depende que la radiación sea más o menos intensa? Debes saber que, en este sentido, los rayos UVA y UVB se comportan, de nuevo, de una manera distinta.

La radiación UVA está presente a lo largo de todo el día. Aunque muestra ciertas variaciones, mantiene una intensidad relativamente constante con independencia de la hora, el lugar, la altitud y la latitud en la que nos encontremos. Va de la mano de la luz visible, así que, como norma general, cuando es de día, hay presencia de radiación UVA.

Sin embargo, los rayos UVB fluctúan de modo considerable a lo largo del día, siendo más potentes al mediodía. También varían en función de los factores siguientes: la estación del año, pues son mucho más intensos en verano; la latitud, ya que entre los trópicos la radiación incide de manera vertical y la intensidad de UVB es mayor, y la altitud, puesto que aproximadamente cada 1.000 metros la intensidad de la radiación UVB aumenta un 10 %. Todos estos factores hacen que la radiación UVB sea muy variable y, en consecuencia, que sus efectos también lo sean. La intensidad de la radiación UVB también varía en función de la superficie en la que se refleja. ¡La nieve refleja más del 80 % de la radiación! Por ello sus efectos serán mucho mayores en las montañas nevadas. La arena y el agua también la reflejan considerablemente, por lo que en las playas y las piscinas también aumenta su intensidad.

Como la radiación UVB es muy variable, y a la vez muy energética y peligrosa, se ha desarrollado una escala que nos indica la intensidad de radiación UVB en cada sitio y momento determinados. Es lo que conocemos como «índice UV», que clasifica la energía de la radiación UVB en baja (1 a 2), media (3 a 5), alta (6 a 7), muy alta (8 a 10) y extrema (superior a 11), y se representa mediante un sistema de colores: baja, verde; media, amarillo; alta, naranja; muy alta, rojo, y extrema, violeta.

El índice UV está disponible en prácticamente todas las previsiones meteorológicas, así que te invito a fijarte en él a partir de ahora. ¡Debes tenerlo en cuenta de forma habitual! Consúltalo en las aplicaciones del tiempo, en internet o en la televisión. Aunque quizá nunca hayas reparado en él, ¡siempre lo indican!

LA VITAMINA D: EVIDENCIAS Y CONTROVERSIAS

La vitamina D es una de las vitaminas imprescindibles para la correcta formación de los huesos y los dientes. El calcio resulta esencial para nuestro esqueleto, pero por mucho que lo incorporemos a nuestro organismo a través de la dieta, nuestro cuerpo es incapaz de aprovecharlo sin la presencia de la vitamina D. Asimismo, la vitamina D desempeña un papel clave en el correcto funcionamiento del sistema nervioso, muscular e inmunitario, y se están investigando sus propiedades antitumorales y antienvejecimiento.

Si bien es cierto que se halla presente en diversos alimentos, nosotros mismos somos capaces sintetizarla. Su síntesis depende concretamente de la radiación ultravioleta B, la cual reacciona con componentes de nuestra piel. ¡Se trata de la misma radiación que nos broncea y que nos quema! De ahí que sea muy importante lograr un equilibrio. Necesitamos el sol, pero debemos exponernos con sentido común.

Como la intensidad de la radiación ultravioleta B es muy variable, la cantidad de vitamina D sintetizada va a cambiar ligeramente según la estación del año, la latitud, la hora del día, la cantidad de pigmento y el grosor de la piel de cada individuo. Recuerda que cuanto más oscura es la piel, mayor es la dosis solar necesaria; por eso, las personas de fototipo oscuro que viven en zonas con menor radiación UVB suelen tener más dificultades para sintetizar esta vitamina. De todos modos, el cuerpo humano está preparado para hacer frente a ciertas variaciones.

Sin embargo, la naturaleza nunca tuvo en cuenta que nos cubriríamos con ropa, que viviríamos en edificios ni que trabajaríamos jornadas interminables en espacios cerrados. Cada vez son más las personas que, en su día a día, pasan de su casa a la oficina y cuando salen de trabajar ya no hay sol o sus rayos son muy débiles. La deficiencia de vitamina D está en boca de todos. Niveles bajos de vitamina D se relacionan con un aumento del peligro de fracturas óseas y un mayor riesgo de depresión. ¡Y esto empeora a medida que nos hacemos mayores! La síntesis de vitamina D se vuelve menos eficiente con el paso de los años.

¿Cuánto debemos exponernos para sintetizar vitamina D? A pesar de que no puedo darte una cifra exacta, una persona de fototipo III necesita exponerse aproximadamente 10 minutos durante los meses de primavera y verano. ¡Es algo fácil de cumplir incluso con un pequeño paseo por la ciudad! Sin embargo, en los meses de invierno este tiempo aumenta, y además coincide con el período en el que llevamos más ropa y pasamos más tiempo en el interior de los edificios. No debemos quemarnos con el sol, pero también hay que evitar estar todo el día encerrados.

Aprende más: Si somos estrictos, a la vitamina D, cuya forma activa es la vitamina D3 o cole-calciferol, no se le debería denominar «vitamina», sino que tendría que considerársela una auténtica hormona que, gracias a la exposición al sol, el cuerpo humano puede sintetizar por sí solo. La mayoría de las vitaminas esenciales no pueden ser elaboradas por el propio organismo, pero como ves esto no ocurre con la vitamina D.

Puntos clave

El efecto del sol

- Necesitamos el sol, pero debemos exponernos con sentido común.

- El calor que sientes en la piel cuando estás expuesto al sol es un efecto térmico que se produce en buena parte por la radiación infrarroja.

- La radiación UVA tiene la capacidad de penetrar hasta la dermis. Favorece el envejecimiento prematuro (manchas y arrugas), e incrementa la probabilidad de desarrollar cáncer de piel.

- La radiación UVB actúa en la epidermis. Son los principales responsables de la quemadura solar y del desarrollo de cáncer de piel.

- La síntesis de vitamina D depende de la radiación UVB. Cuanto más oscura es la piel, mayor es la dosis solar necesaria para sintetizarla.

Capítulo 11

EL BRONCEADO

LA CULTURA DEL BRONCEADO

El bronceado se puso de moda hace casi un siglo. Desde entonces, en la sociedad occidental, estar moreno se ha asociado con vacaciones y felicidad. Pero eso no es todo. También se ha vinculado el bronceado moderado con la salud y, en consecuencia, la piel clara con la enfermedad, una creencia que actualmente sigue estando presente en nuestra vida y que genera mucha confusión. ¡Tener la piel clara no significa estar pálido o enfermo!

Nuestro color viene marcado por nuestra genética, y una piel clara con un fototipo I o II no equivale a enfermedad. A pesar de que en muchas ocasiones los términos «piel clara» y «piel pálida» se usan como sinónimos, la palidez de la piel está relacionada con la circulación de la sangre y no con la cantidad de melanina. Poseer más o menos pigmento en la piel poco tiene que ver con nuestro estado de salud interno.

No voy a negar que cuando nos bronceamos nos vemos más estilizados, y parece que nuestra piel está más lisa y tonificada. Sin embargo, debes saber que simplemente se trata de una sensación óptica, ya que al adquirir un color uniforme y más oscuro se disimulan las irregularidades. ¡El efecto es momentáneo! Pero tiene sus consecuencias. A lo largo del tiempo, el exceso de sol favorece el desarrollo de arrugas, manchas y flacidez, o sea, todo lo contrario de lo que buscamos. ¿Qué prefieres, una piel sana o una piel morena?

La exposición solar no debe tener como objetivo la búsqueda de un tono de piel concreto, sino el de divertirse al aire libre. ¡Disfruta del sol! Pero hazlo de manera inteligente y no abuses de la radiación ultravioleta. Cada piel posee su tono característico y no debemos obsesionarnos con cambiarlo.

Aprende más: Tomar el sol puede volverse una obsesión. La tanorexia es el término que se usa para definir la adicción al bronceado, y la sufren aquellas personas que tienen una necesidad obsesiva de lograr un tono de piel más oscuro, ya sea tomando el sol al aire libre o en cabinas de bronceado; mostrando una insatisfacción permanente con el tono de bronceado adquirido.

EL BRONCEADO SALUDABLE NO EXISTE

¿Por qué los dermatólogos le tenemos miedo al bronceado excesivo? Hasta hace poco, parecía que abusar del sol no tenía consecuencias. El bronceado constituye un sistema de defensa frente a la radiación ultravioleta muy eficaz, pero no es oro todo lo que reluce.

Si bien es cierto que, a más bronceados, más protegidos estamos frente a las radiaciones del sol, cuando se activa el sistema del bronceado se produce un daño en nuestras células. Recuerda que, cuando la radiación solar incide sobre nuestra piel, se activan dos reacciones: una derivada de los efectos de la radiación ultravioleta A y la otra generada por los efectos de la radiación ultravioleta B.

Por un lado, la radiación UVA nos broncea mediante la oxidación de la melanina, dando lugar a un bronceado instantáneo pero poco duradero que aparece como consecuencia del estrés oxidativo y favorece el envejecimiento prematuro. Por otro lado, la radiación UVB actúa sobre el ADN celular de los melanocitos y estimula la producción de nueva melanina creando un bronceado tardío pero duradero que persiste aproximadamente un mes hasta que nuestra piel se regenera por completo. Pero no olvides que es el daño sobre el ADN el que activa el sistema de producción de melanina, y que el bronceado se origina cuando nuestras células sufren una agresión.

El tono bronceado puede ser visualmente atractivo, pero como ves las apariencias engañan. Si pudiéramos observar lo que ocurre en el interior de nuestras células, ¡probablemente no nos gustaría tanto! Ponerse moreno es el resultado del daño celular y ahora ya sabes los riesgos que implica.

NO TODOS NOS BRONCEAMOS IGUAL

¿Por qué mi amiga se pone más morena que yo? Seguramente alguna vez te has preguntado cómo puede ser posible que, tras la misma exposición solar, haya tanta variación de color entre una persona y otra.

Existe una falsa idea generalizada de que todos los fototipos de piel pueden broncearse igual cuando se exponen al sol y absorben los rayos UV, pero no es así. Debes saber que el proceso de bronceado no solo depende de la radiación solar y las horas de exposición, sino que también está influenciado por la genética.

Las personas que tienen un color de piel basal más oscuro poseen una mayor capacidad de activar este sistema. Sus melanocitos trabajan más, y más deprisa, bajo el estímulo de la radiación UVB. Además, disponen de mayor proporción de melanina basal, la cual se oxidará más rápido por efecto de la radiación UVA. ¡Y no olvides que también tienen una cantidad más elevada de eumelanina!, por lo que estarán mejor protegidas. Su piel está genéticamente mejor preparada para soportar la radiación solar intensa.

Lejos de broncearse, la piel clara, rica en feomelanina, tiene una menor capacidad de activar este mecanismo. La radiación UVA dispone de una menor cantidad de melanina preexistente para oxidar y los melanocitos no son tan eficientes cuando son estimulados por la radiación UVB. Por este motivo, la piel clara es más propensa a sufrir quemaduras, envejecimiento prematuro y, en el peor de los casos, desarrollar un cáncer de piel. ¡No hay que forzar el sistema! El cuerpo no está preparado para ello.

¿El bronceado también depende de la edad? ¡Cuando era más joven adquiría más color! Puede que tengas razón. Debes saber que, con el paso de los años, la producción de melanina disminuye. La capacidad de broncearse no es la misma a los 20 años que a los 40, por lo que a medida que nos hacemos mayores tenemos menos tolerancia al sol, nos quemamos más y sufrimos un mayor daño en nuestras células.

¿POR QUÉ NOS QUEMAMOS CON EL SOL?

Cuando nos exponemos demasiado tiempo al sol y no nos protegemos lo suficiente aparece el temido enrojecimiento. La mayoría de nosotros hemos sufrido alguna vez una quemadura solar. Sin embargo, hoy en día tenemos en nuestras manos todas las herramientas para que no nos vuelva a suceder.

Las quemaduras solares, que en dermatología denominamos «eritema solar», aparecen cuando hemos estado expuestos al sol más tiempo del que nuestra piel tolera. En la mayor parte de los casos, se produce un enrojecimiento de la piel que se acompaña de dolor, calor local y, en casos graves, de ampollas. Sea grave o no, el número de veces que sufres una quemadura solar está directamente relacionado con el desarrollo de cáncer de piel en la edad adulta. La piel tiene memoria y las quemaduras solares implican un daño en el ADN.

La radiación UVB es la principal causante del eritema solar. Por lo tanto, la intensidad de la quemadura dependerá del tiempo de exposición, del horario, del clima, de la latitud, de la altitud y del espesor de la capa de ozono. ¡Recuerda que la radiación UVB es variable!

Si te fijas, cuando tiene lugar una quemadura, suele limitarse a las áreas que han recibido una exposición excesiva. ¡Las quemaduras reflejan un daño directo e inmediato en nuestras células! Además, ante una misma exposición, el eritema aparecerá antes o después, y con una mayor o menor intensidad, según el fototipo de piel de cada persona. Si te has quemado, evita por completo el sol hasta que, como mínimo, el enrojecimiento de la piel haya desaparecido.

Las quemaduras solares se clasifican en quemaduras de primer, segundo y tercer grado. Las de primer grado son más superficiales, por lo que su tratamiento se centra en enfriar la piel para aliviar el dolor y la inflamación, y en el uso de productos hidratantes y calmantes como los *after-sun*. No obstante, cuando las lesiones son más avanzadas o se acompañan de malestar general y cefalea, pueden afectar a nuestra salud y dejar cicatrices. En este caso, es imprescindible acudir al centro médico.

AFTER-SUN NO SIGNIFICA *AFTER-BURN*

Tras la exposición solar, las altas temperaturas y el sol, la piel se resiente y se deshidrata, por lo que debemos tener un cuidado extra, más aún si hemos estado expuestos durante muchas horas.

Después de la exposición solar hay que reparar e hidratar muy bien la piel. ¡Es un error hacerlo únicamente cuando hemos sufrido una quemadura! ¿Llevamos toda la vida usando mal el *after-sun*?

Los *after-sun* se diseñaron para ser aplicados sobre la piel tras la exposición solar. Su objetivo es hidratarla, calmarla y repararla de los daños causados por la radiación. No los asocies tan solo con las quemaduras, ya que, como su nombre indica, deben aplicarse tras la exposición solar y no únicamente cuando experimentamos un eritema. Por lo tanto, si usas el *after-sun* como una crema hidratante postsolar haces lo correcto, ya que la piel necesita que la hidrates.

De todos modos, no te negaré que los productos *after-sun* tienen mucho marketing detrás. Puedes sustituirlos sin problema por una buena crema emoliente, pues solo se diferencian en algunos componentes. En los *after-sun* solemos encontrar sustancias antiinflamatorias y calmantes como el dexpantenol o el aloe vera, y antioxidantes que reparan el estrés oxidativo generado por la radiación solar. Además, es frecuente que añadan en sus ingredientes mentol o alcanfor para aportar una sensación de frescor y descongestión que mitiga el exceso de calor disipado por nuestra piel tras una exposición solar prolongada. ¿Un truco? Ponlo en la nevera y aplícalo frío para que esta sensación sea todavía más reconfortante.

Aprende más: Tras la exposición solar debemos hidratarnos por dentro y por fuera. ¡No olvides que la piel se hidrata con cremas! Pero también es importante beber mucha agua para recuperar el líquido perdido a consecuencia del calor.

LAS CABINAS DE BRONCEADO

Broncearse con radiación ultravioleta artificial en una cabina o lámpara solar ha sido una práctica muy extendida durante años. Exponerse al sol en verano y visitar de manera regular el solárium en invierno era un hábito frecuente que permitía mantener el bronceado a lo largo de todo el año. ¡Se desconocían sus efectos nocivos!

Actualmente sabemos que el abuso de la radiación ultravioleta, ya sea natural o artificial, es perjudicial tanto para la piel como para los ojos, y puede conllevar consecuencias muy graves.

Las cabinas de bronceado emiten una radiación muy intensa en un corto período de tiempo que permite lograr de forma muy rápida una piel bronceada. ¿Por qué los dermatólogos les tenemos tanto miedo? Debes saber que la intensidad de radiación ultravioleta emitida por las lámparas de los aparatos de bronceado es muy superior a la de la radiación solar. La radiación que emiten es mucho más concentrada y, en consecuencia, mucho más perjudicial. De hecho, estos dispositivos están considerados por la OMS como carcinógenos y su uso se restringe a la mayoría de edad en muchos países. Las cabinas de bronceado son un peligro. Además, por lo general se emplean sin ningún tipo de protección solar y en muchas ocasiones no siguen controles regulatorios. ¿Realmente quieres poner en riesgo tu salud?

Gran parte de las cabinas de bronceado emiten de modo selectivo radiación ultravioleta A, de ahí que también las llamemos «cabinas de rayos UVA». Ahora sabes que la radiación UVA es la responsable de un bronceado breve y corto, además de generar radicales libres que causan mutaciones en nuestras células y favorecer el desarrollo de cáncer de piel.

¡Las cabinas solares producen arrugas y manchas! Además de su efecto mutagénico, estos radicales libres generados por la radiación UVA tienen también un papel fundamental en el fotoenvejecimiento cutáneo. Resulta paradójico que las personas usen estas cabinas con fines estéticos, si la consecuencia a largo plazo es la de una piel envejecida, manchada, arrugada, flácida y con pérdida de elasticidad.

Las cabinas de bronceado no estimulan la producción de vitamina D. Como he explicado en el capítulo anterior, la producción de vitamina D se estimula con la radiación UVB, por lo que las cabinas de rayos UVA poco van a influir en su síntesis.

Aprende más: Cada vez somos más conscientes de los efectos perjudiciales de las cabinas de bronceado, pero olvidamos que hay unas pequeñas cabinas de UVA que usamos a menudo y que carecen de regulación. Son las lámparas UVA que se emplean en las manicuras semipermanentes. Estas lámparas producen un efecto directo sobre la piel de nuestras manos y nuestros pies, y las tenemos muy cerca de la cara durante el procedimiento.

AUTOBRONCEADORES

Todos los tonos de piel son preciosos; hay que evitar sumarse a la moda del bronceado. Sin embargo, cuesta cambiar de idea en dos días. Por este motivo, si tienes la piel clara y quieres conseguir un aspecto bronceado, puedes recurrir a los autobronceadores, los cuales hoy en día, a diferencia de los rayos UV del sol y de las cabinas de bronceado, no promueven ni el envejecimiento prematuro ni el cáncer de piel.

Los autobronceadores son productos cosméticos tópicos que contienen dihidroxiacetona (DHA), un carbohidrato que se obtiene de manera natural de la remolacha o la caña de azúcar. Este compuesto reacciona con el estrato córneo de nuestra piel, es decir, la última capa de la epidermis, se oxida y la tiñe de color marrón.

Como la epidermis se renueva constantemente, el color adquirido se desvanece a medida que las células de nuestra capa córnea descaman; y cualquier proceso que contribuya a la exfoliación acelerará su desaparición. Para lograr un efecto duradero, existen algunos trucos, como exfoliar la piel antes de su uso y mantenerla bien hidratada tras su aplicación. ¡Una piel hidratada se descama más despacio!

La DHA se considera un agente bronceador seguro, pero en algunos casos puede dar alergia, por lo que te recomiendo aplicarlo primero sobre una zona pequeña de la piel y esperar a ver cómo reacciona.

¡Los autobronceadores no protegen del sol! Estos productos tiñen la piel, pero a pesar de que nos broncean ni estimulan la melanina ni tienen función fotoprotectora. Sin embargo, el hecho de vernos bronceados nos da una falsa sensación de seguridad que nos lleva a pensar que podemos recibir radiación ultravioleta sin quemarnos. ¡Si usas autobronceador también debes aplicar fotoprotector!

Puntos clave

El bronceado

- Cada piel tiene su tono característico y no debemos obsesionarnos con cambiarlo.

- El bronceado saludable no existe.

- La radiación UVA oxida la melanina preexistente y la UVB estimula la producción de nueva melanina.

- Las quemaduras solares implican un daño en el ADN de nuestras células y aumentan la posibilidad de desarrollar cáncer de piel en el futuro.

- Las cabinas de bronceado están consideradas como carcinógenos en muchos países. No favorecen la síntesis de vitamina D ni preparan la piel para la temporada de verano.

- Los autobronceadores son una alternativa al bronceado. Tiñen nuestra piel sin dañar el ADN, pero no nos protegen frente a la radiación ultravioleta.

Capítulo 12

¿CÓMO PROTEGERNOS DEL SOL?

FOTOPROTECCIÓN NATURAL

Nuestro cuerpo tiene mecanismos de fotoprotección endógena. Como hemos visto, nuestro tono de piel va a marcar una diferencia en este aspecto, y las pieles oscuras están más protegidas de los efectos nocivos de la radiación ultravioleta.

Sin embargo, el bronceado no es el único mecanismo de defensa de la piel, sino que ante la exposición solar crónica nuestra piel también responde aumentando su grosor. Una epidermis más gruesa bloquea mejor la radiación ultravioleta y nos ayuda a proteger el ADN celular.

Otro de los mecanismos principales de fotoprotección que tenemos es el pelo. Aunque durante la evolución de nuestra especie lo hemos ido perdiendo en prácticamente la totalidad de nuestro cuerpo, sigue siendo fundamental. Tanto el pelo de la cabeza como el vello corporal desempeñan un papel muy importante en la fotoprotección. De pie o sentados, la radiación solar incide de manera directa sobre nuestro cuero cabelludo. ¡Si perdemos el cabello, disminuimos su efecto fotoprotector!

Así pues, ¡cuanta más densidad de pelo, mejor protección! En ese sentido, parecería que los hombres, que suelen tener un vello corporal más denso y fuerte, están más protegidos del sol. La barba, al igual que el cabello, además de cumplir una función estética contribuye a proteger la piel de los rayos UV. Sin embargo, en ellos también es muy frecuente la pérdida de pelo de la cabeza, lo que conocemos como «alopecia androgénica». Las alopecias, tengan el origen que tengan, incrementan la incidencia de cáncer de piel en el cuero cabelludo y aceleran el fotoenvejecimiento de la piel de la zona. En estos casos, una fotoprotección estricta es fundamental. ¡Y el sombrero se vuelve un complemento imprescindible!

El color del pelo también influye en su capacidad fotoprotectora. Igual que ocurre con el tono de piel, cuanto más oscuro es el pelo más protección nos ofrece. Por lo tanto, las personas con el pelo claro, sea rubio, pelirrojo o canoso, suelen sufrir quemaduras en el cuero cabelludo con mayor facilidad, y deben protegerse en mayor medida.

PROTECCIÓN SOLAR INTEGRAL

Cuando llega el buen tiempo nos exponemos al sol más de la cuenta. ¡Es importante tener una buena relación con el sol! Como diría el refrán popular, «ni tan cerca que te quemes ni tan lejos que te hieles». No hay que abusar del sol, sino que debemos exponernos con lógica y sentido común. Recuerda que la exposición inadecuada al sol comporta quemaduras, envejecimiento prematuro, alteraciones del sistema inmunitario y cáncer de piel.

Los protectores solares o fotoprotectores se desarrollaron con el objetivo de minimizar los efectos nocivos de la radiación solar en nuestra piel. No obstante, nunca debes olvidar que los fotoprotectores no han de emplearse para permanecer más rato expuestos a la radiación ultravioleta, sino para estar más protegidos durante el tiempo de exposición.

En ocasiones aplicar un protector solar proporciona una falsa sensación de seguridad que nos hace creer que podemos pasar todo el día bajo el sol. ¡Debemos entender estos productos como un complemento! Las cremas de protección solar no nos protegen al 100 %, así que siempre se deben asociar a otras medidas de fotoprotección.

¡No olvides buscar la sombra y minimizar el sol del mediodía! Recuerda que el sol se refleja en las superficies, por lo que también debemos protegernos bajo el toldo y la sombrilla. Si no podemos evitar estar expuestos al sol, lo ideal es que combinemos diversas estrategias de protección solar, como el uso de ropa adecuada, sombreros y gafas de sol con certificación de protección frente a la radiación ultravioleta. ¡La ropa, los sombreros y las gafas de sol son fundamentales! Y cuando combinamos los diversos recursos, hablamos de protección solar integral.

Aprende más: En sus inicios la fotoprotección se centraba únicamente en la radiación ultravioleta, sobre todo la UVB y más tarde en la UVA, subestimando en gran medida el papel de la radiación infrarroja y la luz visible en el envejecimiento de la piel. Ahora que conocemos bien sus efectos, buscamos protectores solares de amplio espectro, es decir, que de algún modo nos protejan frente a todas las radiaciones.

¿LA ROPA NOS PROTEGE DEL SOL?

Todas las prendas de ropa nos protegen en mayor o menor medida; esto resulta evidente cuando aparece la típica marca de la camiseta o el bañador sobre nuestra piel. ¡Las áreas descubiertas son las que más se broncean y se queman!

La ropa posee un efecto físico que bloquea parcialmente el paso de las radiaciones. Cuanta más superficie corporal cubramos, más protegidos estaremos, de ahí la importancia de elegir bien las prendas si vamos a estar mucho tiempo al aire libre.

El grado de fotoprotección de los tejidos se conoce como «factor de protección ultravioleta» (FPU) y hace referencia a la cantidad de radiación UV que es bloqueada por los tejidos. ¡Puede calcularse en cualquier tipo de textil! Nuestras prendas habituales también poseen cierta capacidad fotoprotectora aunque no se mencione en su etiqueta.

¿Sabes qué características intrínsecas a los tejidos son las que van a determinar que estemos más o menos protegidos? El grosor del tejido es uno de los aspectos más importantes; así pues, a mayor grosor de la tela, mayor protección. El entramado del tejido también está relacionado con la capacidad protectora. Cuanto más apretado es el punto de un tejido, menos radiación ultravioleta puede pasar a través de él. ¡El color de las prendas también influye! Cuanto más oscuro es un tejido, mejor bloquea la radiación ultravioleta. Las tonalidades oscuras absorben más calor, pero reducen el riesgo de sufrir cáncer de piel. En el otro extremo están los tonos claros, que evitan que el calor se concentre en el tejido pero pierden factor de protección. ¡El blanco es el color que menos nos protege!

No olvides que las gafas de sol homologadas y los sombreros son también esenciales. Se recomiendan los sombreros de ala ancha de más de 7-8 centímetros para que nos cubran correctamente las orejas, el cuello, la nuca y la nariz. Las gorras de visera, como habrás imaginado, dejan la nuca al descubierto y las quemaduras en esta zona son frecuentes. Si las usas, ¡no olvides aplicar el protector solar en las áreas expuestas!

Aprende más: Los tuaregs del desierto van siempre cubiertos con ropa de color azul oscuro e incluso negro. En el desierto no solo hay que protegerse de las altas temperaturas, sino que los efectos de los rayos ultravioleta sobre la piel son también intensos. En este caso, la ropa funciona como un filtro de «pantalla total» en un lugar donde no hay mucho acceso a las cremas de protección solar. Trucos del desierto.

TIPOS DE FILTROS SOLARES

Los protectores solares bloquean los efectos de la radiación ultravioleta en nuestra piel gracias a una serie de ingredientes llamados «filtros», los cuales se clasifican en inorgánicos y orgánicos. Existen productos con filtros 100 % inorgánicos y productos con filtros 100 % orgánicos. Actualmente, la mayoría de los protectores solares están formulados con una combinación de ingredientes y, por lo tanto, suelen ser mixtos, pero es importante que conozcas las diferencias.

Los filtros inorgánicos o minerales, clásicamente conocidos como «filtros físicos», son polvos inertes de origen mineral que actúan como una barrera física que refleja la radiación ultravioleta a la vez que la absorben de modo parcial. Bloquean la radiación ultravioleta A y B mediante un efecto pantalla y por eso, en ocasiones, también reciben el nombre de «pantalla solar». Los más usados son el óxido de titanio y el óxido de zinc, los cuales se depositan sobre la superficie de nuestra piel. Los filtros minerales suelen ser muy estables, por lo que se recomiendan en niños y personas con piel sensible o alergias. Sin embargo, tienen el inconveniente de ser muy blancos y espesos, y acostumbran a crear una película opaca sobre la piel que puede producir incluso un efecto oclusivo. Con el fin de mejorar su cosmeticidad, un recurso sencillo que evita el indeseado residuo blanco en la piel es la adición de uno o varios pigmentos en la fórmula final. Un ejemplo es el del óxido de hierro, un ingrediente mineral que, en lugar de dejarnos residuo blanco, nos dará un efecto maquillaje con una excelente cobertura. Asimismo, se están empezando a formular filtros minerales en forma de micro y nanopartículas, las cuales son casi invisibles y cuya seguridad está siendo demostrada.

Los filtros orgánicos, por lo común llamados «filtros químicos», se basan en moléculas que, para explicarlo de modo fácil de entender, absorben la radiación ultravioleta y la transforman en energía térmica. Como constituyen moléculas mucho más selectivas, las hay que absorben más UVA y las hay que absorben más UVB, por lo que se suelen combinar entre ellas y la fórmula final acostumbra a ser un preparado que asocia diferentes tipos de filtros solubilizados o dispersados en un excipiente. La principal ventaja de los filtros químicos es que son muy cosméticos, no dejan rastro blanco en la piel, pueden estar presentes en fórmulas hidratantes y elaborarse en productos no comedogénicos, por lo que se prefieren en personas con piel grasa, acné o rosácea. Sin embargo, en algunos casos pueden ocasionar alergias, por lo que están sujetos a regulaciones muy estrictas, y la concentración máxima de sus ingredientes está muy controlada.

¿Sabías que en las fórmulas de los protectores solares también se suelen incluir antioxidantes? Incorporar antioxidantes tópicos en las fórmulas es importante para bloquear el daño oxidativo provocado por los radicales libres y las especies reactivas de oxígeno inducidas tanto por la radiación UV como por la luz visible y los infrarrojos. Nos ayudan a prevenir y reparar el daño oxidativo de las radiaciones solares sobre nuestras células y potencian el efecto protector.

Aprende más: La oxibenzona y el octilmetoxicinamato son dos ingredientes orgánicos que absorben la radiación ultravioleta de manera muy efectiva. Hoy sabemos que cuando nos bañamos en el mar se disuelven en el agua y dañan nuestros arrecifes de coral. ¡Por suerte prácticamente ya no se usan! De todos modos, no olvides que, además de optar por protectores solares que respeten el medio marino, hay que hacer algo más. Cuando se acabe el producto cosmético, ¡recicla el envase! Eso también es *sea friendly*. Entre todos debemos reducir las acciones que generen un impacto negativo sobre el cambio climático.

¿QUÉ SIGNIFICAN LAS SIGLAS FPS?

Las siglas FPS o SPF que vemos en los envases de los protectores solares significan «factor de protección solar» (*sun protection factor*, en inglés). Aunque el valor FPS es algo con lo que estamos muy familiarizados, se trata de un dato difícil de interpretar

Debes saber que el valor del factor de protección solar solo se refiere a la protección que nos ofrece el producto frente a la radiación ultravioleta B, la principal responsable de la quemadura solar. ¡El objetivo es evitar las quemaduras! Por lo tanto, el número del FPS nos indica el número de veces que el protector solar aumenta la capacidad de defensa natural de nuestra piel frente a la quemadura solar.

Un FPS 50 multiplica por 50 la exposición segura al sol de una persona, un FPS 30 la multiplica por 30 y un FPS 15 la multiplica por 15. Por lo tanto, un producto con factor de protección 30 protege frente a la quemadura solar el doble que otro con factor de protección 15 y uno con factor de protección 50 protege frente a la quemadura solar el doble que otro con factor de protección 25. A mayor FPS, mayor prevención de quemaduras. ¡La relación es lineal!

No obstante, cuando se analizan los productos en el laboratorio, un protector solar con un FPS 15 absorbe alrededor de un 93 % de los rayos UVB, un FPS 30 absorbe en torno a un 96,7 % y un FPS 50 absorbe aproximadamente un 98 %. Es decir, la absorción de la radiación UVB in vitro que nos ofrecen los diferentes productos sigue una escala logarítmica.

El FPS se clasifica en bajo (6, 10), medio (15, 20, 25), alto (30, 50) y muy alto (50+). Sin embargo, debido a la mínima diferencia en absorción que hay entre un FPS 50 y un FPS 100, la denominación «pantalla total» o FPS 100 suele englobarse dentro del 50+. ¡Entre un FPS 50 y un FPS 100 solo hay un 1-2 % de variabilidad!

Es cierto que, si solo nos fijamos en la capacidad de absorción de los filtros, parece que haya poca variabilidad y que todos nos protegen muy bien. Sin embargo, multiplicar por 15, por 30 o por 50 la exposición segura al sol de una persona sí que supone una diferencia. Estas diferencias implican quemaduras solares y, por lo tanto, daños en nuestro ADN que debemos evitar. Cuando elegimos un protector solar, debemos orientarnos por la capacidad de protección que nos ofrece el producto al aplicarlo sobre nuestra piel, más que por los datos teóricos del laboratorio.

Finalmente, recuerda que la radiación UVB es muy cambiante, así que el efecto del protector solar dependerá también en gran parte del índice UV del lugar en el que nos encontramos durante las horas en las que nos vamos a exponer. Para garantizar una correcta protección, elige un factor alto FPS 30 o 50, y aplícalo correctamente. ¡Estarás mejor protegido! Los protectores solares no bloquean la radiación al 100 %. Por lo tanto, por muy alto que sea el FPS, siempre hay un cierto porcentaje de radiación UVB que alcanza nuestra piel y nos permite sintetizar vitamina D a la vez que cogemos un poco de color.

Aprende más: El valor de FPS de un producto se calcula mediante una serie de pruebas *in vivo*, en las que se incluyen personas de fototipos I, II y III cuya piel se expone con y sin protección a diversas dosis de radiación UV que se van aumentando progresivamente hasta que aparece enrojecimiento o quemadura. Estas mediciones se realizan sobre la piel de la espalda y requieren la aplicación de 2 mg/cm^2 de producto 30 minutos antes del experimento. La dosis de radiación a la que aparece el eritema o quemadura recibe el nombre de «dosis eritematógena mínima» y permite calcular la capacidad fotoprotectora del producto. El factor de protección solar es, por lo tanto, el cociente entre la dosis eritematógena mínima en una piel protegida por un producto de protección solar y la dosis eritematógena mínima en la misma piel sin proteger.

FPS= dosis eritematógena con fotoprotector / dosis eritematógena sin fotoprotector

(«dosis eritematógena mínima» es la cantidad de energía UVB necesaria para generar un eritema; «eritema» es como llamamos los médicos a la rojez que se forma sobre la piel)

PROTECCIÓN FRENTE A UVA

El número que figura en el envase solo nos indica la protección que nos ofrece un producto frente a la radiación ultravioleta B. Entonces ¿cómo sabemos si un producto nos protege frente a la radiación ultravioleta A?

La protección frente a la radiación UVA ha sido ignorada durante años, y es uno de los motivos por los que el uso de las cabinas de bronceado estaba tan extendido. ¡La radiación UVA se creía inocua! Del mismo modo, en los años sesenta se pensaba que el tabaco era inocuo. ¡Se podía fumar hasta en los hospitales! Ahora ya todos conocemos sus efectos nocivos, y lo mismo ocurre con la radiación UVA. ¡El conocimiento es poder!

Los protectores solares que además bloquean y absorben la radiación UVA retrasan el fotoenvejecimiento, minimizan el riesgo de reacciones alérgicas ocasionadas por el sol y, por supuesto, intensifican la protección que nos ofrece el producto frente al cáncer de piel. Sin embargo, debes saber que solo aseguran protección frente a UVA aquellos productos solares que así lo especifican en el envase. Son los fotoprotectores que conocemos como «de amplio espectro». ¡Debes aprender a leer bien las etiquetas para identificarlos!

No existe aún una simbología estandarizada para definir los productos que nos protegen frente a los rayos UVA, y se emplean diversas nomenclaturas. La más frecuente es un círculo con las siglas UVA en su interior, lo que nos indica que el protector solar en cuestión nos ofrece una protección frente a UVA que es, como mínimo, un tercio de la protección que nos ofrece frente a UVB. No obstante, debes saber que hay formulaciones con protección UVA reforzada y que, por lo tanto, nos protegen mucho más.

Otra garantía de que el producto nos ofrece protección frente a la radiación UVA es el etiquetado PA+, PA++, PA+++, PA++++. En este tipo de etiquetado los signos + indican la protección; o sea, cuantos más signos + se indican, mayor protección UVA nos ofrece el producto. Otro símbolo que indica un adecuado bloqueo de la radiación UVA es el conocido como «valor de lambda crítica mayor o igual a 370 nm (λc 370 nm)», que significa una protección de amplio espectro UVB-UVA. Antes de exponerte al sol, ¡comprueba si tu protector solar incluye alguno de estos tres símbolos!

Aprende más: En general, para determinar la eficacia de un producto solar frente a la radiación UVA, se utilizan métodos *in vivo* basados en la capacidad que tiene la radiación UVA de producir una pigmentación inmediata (PPI) o duradera (PPD). El factor de protección UVA se define como el cociente entre la dosis mínima de UVA necesaria para inducir un oscurecimiento pigmentario de la piel protegida por un producto de protección solar y la dosis mínima de UVA necesaria para inducir el oscurecimiento de la misma piel sin proteger.

Protección UVA= Dosis de UVA que induce oscurecimiento con protección/Dosis de UVA que induce oscurecimiento sin protección

(UVA genera pigmentación inmediata por oxidación de la melanina)

PROTECCIÓN FRENTE A LA LUZ VISIBLE Y RADIACIÓN INFRARROJA

El interés en desarrollar ingredientes específicos que nos protejan frente a los efectos de la luz visible va en aumento. Por un lado, sabemos que es fundamental incorporar antioxidantes en la fórmula para reparar los efectos del estrés oxidativo y los radicales libres. Por otro lado, también sabemos que los filtros minerales, como el óxido de titanio y el óxido de zinc, bloquean de manera eficiente la luz visible mediante un efecto pantalla. Lo mismo ocurre cuando la fórmula incorpora pigmentos minerales como el óxido de hierro. Sin embargo, la protección frente a los efectos de la luz visible todavía es un campo en desarrollo que requiere más investigación

Por ahora, los protectores solares no nos protegen de las radiaciones infrarrojas. No obstante, sus efectos se intentan combatir mediante la incorporación de antioxidantes. Actualmente, no existen métodos oficiales recomendados para medir la protección contra las radiaciones infrarrojas, pero cuando se ha tenido este factor en cuenta se indica en el envase con el símbolo IR-A.

¿QUÉ PRODUCTOS SOLARES NOS PROTEGEN MEJOR?

Hasta tiempos recientes las cremas de protección solar eran espesas y poco cosméticas, lo que hacía que mucha gente no las usara. Hoy algunas personas siguen pensando que, cuanto más untuoso y más residuo blanco deja el protector sobre la piel, más nos protege. Sin embargo, la textura y la presentación del producto apenas tienen que ver con su efecto protector.

Todos los protectores solares con un FPS determinado, por ejemplo 50, han pasado la misma certificación y nos protegen igual frente a la radiación UVB. Si el envase indica FPS 50, lo es, aunque se trate de un aceite, una crema o un aerosol. ¡La textura está en tus manos! Escoger uno u otro es cuestión de gustos y necesidades. Lo que sí que debes saber es que los productos más grasos suelen permanecer más tiempo sobre nuestra piel.

La protección frente a UVA, la incorporación de antioxidantes en las fórmulas, la tolerancia y la cosmeticidad sí que van a marcar la diferencia entre un producto u otro. Elige uno de amplio espectro, con un FPS alto y que se adapte al estado de tu piel. No es lo mismo proteger una piel seca que una piel grasa con acné, por lo que debes optar por el que se adapte mejor a tu caso. Otro punto clave que debemos valorar en un protector solar es su comportamiento y estabilidad en entornos húmedos y acuáticos. ¡Recuerda que la radiación ultravioleta posee la capacidad de traspasar el agua! Saber si un fotoprotector nos protege bajo el agua, o si se mantiene estable tras un chapuzón, es de especial interés. De todos modos, no olvides volver a aplicarte el producto tras los baños, sobre todo si sudas o te secas con la toalla.¡No te confíes!

Aprende más: En condiciones de laboratorio, un protector solar resistente al agua (*water resistant*) significa que conserva sus propiedades protectoras tras sumergirse en agua aproximadamente 40 minutos, y un protector solar hidrófugo o impermeable (*waterproof*) conserva sus propiedades protectoras unos 80 minutos tras sumergirse en agua. Sin embargo, por fortuna la normativa es cada vez más estricta con el etiquetado, y para evitar quemaduras derivadas de un mal uso el término *waterproof* ya no se emplea en los envases. ¡Hay que aplicarlos de nuevo igual!

LIMITACIONES DE LA FOTOPROTECCIÓN TÓPICA

Por muy bueno que sea un producto, ningún protector solar puede filtrar toda la radiación UV en condiciones reales. Además, debes saber que existen una serie de factores que influyen de manera directa en la eficacia de los fotoprotectores y que no dependen de su formulación, sino de cómo lo usamos nosotros. No tiene sentido adquirir el mejor producto del mercado, si luego no lo aplicamos correctamente.

¡La cantidad es tan importante como la calidad! Aplicar un protector solar no es lo mismo que aplicar una crema hidratante; se requiere una correcta cobertura para que el producto sea eficaz. Muchos de nosotros aplicamos menos producto del que deberíamos y eso se traduce en un menor efecto de protección. ¡Un FPS 50 puede pasar a ser menos de la mitad! Los estudios de efectividad se realizan con una cantidad de producto de 2 mg/cm^2 y, por lo tanto, es esa también la cantidad que debemos aplicar sobre nuestra piel. Se estima que un adulto de talla media necesita entre 35 y 40 gramos de producto en cada aplicación, lo que equivale aproximadamente a entre 6 y 8 cucharillas de café. Con toda probabilidad es mucho más de lo que sueles usar. El protector solar hay que aplicarlo antes de salir de casa, frente a un espejo y sobre la piel seca. ¡Hay que cubrir bien toda la piel! Las orejas, la nuca, el escote, la espalda y los empeines suelen ser áreas olvidadas que sufren quemaduras y, en consecuencia, tienen mayor incidencia de cáncer de piel. Si extiendes el protector solar sin prisa, cubrirás mejor todas las zonas y lograrás una aplicación uniforme.

Los filtros inorgánicos actúan casi de inmediato, dado que ejercen un efecto pantalla. Sin embargo, los filtros orgánicos de las fórmulas mixtas requieren más tiempo para ejercer su efecto. Lo ideal es aplicarlos media hora antes de la exposición. De todos modos, su acción es cada vez más precoz.

La falta de reaplicación constituye otra de las principales limitaciones de los protectores solares. Si no reaplicamos, perdemos la protección. Repetir la aplicación del producto es fundamental, aunque usemos un producto de amplio espectro, FPS 50 y resistente al agua. En nuestro día a día, sudamos, secretamos sebo, nos rozamos con la ropa y los objetos, nos bañamos, practicamos deporte y, por lo tanto, las condiciones nunca son las ideales. Bajo una exposición solar intensa, idealmente deberíamos reaplicar el filtro solar cada 2 horas, sobre todo si sudamos, nos secamos con una toalla o nos bañamos. En un entorno urbano, en donde la exposición suele ser menor, pasamos gran parte de nuestro tiempo en interiores y sudamos menos, este intervalo puede alargarse. Una buena pauta en estos casos sería aplicar el producto por la mañana y volver a hacerlo al mediodía.

FOTOPROTECCIÓN ORAL

¿Has oído hablar de la fotoprotección oral? Los fotoprotectores orales son suplementos alimenticios con altas concentraciones de antioxidantes, vitaminas y minerales que nos ayudan a proteger y reparar nuestra piel del daño oxidativo generado por la radiación solar. Se ha demostrado que influyen de manera positiva en el fotoenvejecimiento, nos protegen parcialmente de las reacciones fotoinducidas; e incluso en algunos casos han demostrado retrasar la aparición del eritema solar. Sin embargo, bajo ningún concepto sustituyen los protectores solares que aplicamos sobre la piel, y deben considerarse siempre un complemento.

En realidad, el efecto que se consigue con la fotoprotección oral es similar al que podemos obtener si llevamos una dieta rica en frutas y verduras, con alto contenido en antioxidantes. A través de los vegetales también incorporamos minerales como selenio, germanio y zinc, vitaminas como la C y la E, polifenoles como los flavonoides y el resveratrol, y carotenoides como los betacarotenos y licopenos, que resultan esenciales para la prevención del daño celular y la reparación de nuestras células.

Lamentablemente, no todos seguimos una correcta alimentación, por lo que la fotoprotección oral desempeña un papel importante en muchas personas. Entre sus ingredientes estrella, encontramos casi siempre los betacarotenos, unos pigmentos de la familia de los carotenoides responsables de los colores amarillos, anaranjados y rojos presentes en muchos vegetales, y que poseen un gran poder antioxidante. Los carotenos tienen la capacidad de depositarse en la piel, tiñéndola ligeramente de color naranja y ejerciendo su poder antioxidante de forma local. A diferencia de lo que se cree, los betacarotenos no estimulan la producción de melanina. Su consumo nos aporta un color anaranjado, pero ni aumentan ni oxidan la melanina, por lo que no tienen la misma función fotoprotectora.

Aprende más: Las personas que consumen altas cantidades de carotenos tienen las palmas de las manos y las plantas de los pies de color naranja. Esto recibe el nombre de «carotenemia».

FOTOPROTECCIÓN INFANTIL

¿Existe una protección especial para los niños? ¿O se trata de nuevo de una estrategia de marketing? Como hemos visto, la piel infantil es más delgada, muy sensible al sol, y su capacidad de sintetizar melanina está menos desarrollada que la nuestra. Por lo tanto, en los niños es esencial aplicar un FPS elevado para evitar el daño inducido por la radiación solar. Además, como su sistema de regulación de temperatura no está todavía del todo maduro, debemos hidratarlos constantemente y mantenerlos frescos para evitar un golpe de calor.

Las quemaduras solares en la infancia son uno de los factores de riesgo más elevados para sufrir cáncer de piel en la edad adulta. Proteger su piel depende de nosotros; debemos hacerlo bien para que tengan un menor riesgo en un futuro. En los niños hemos de recurrir siempre a la fotoprotección integral, por lo que el uso de sombreros, gorros, gafas de sol y ropa con UPF es de gran importancia.

Los bebés menores de 6 meses no deben exponerse directamente al sol intenso. La mayoría de los protectores solares infantiles se recomiendan a partir de los 6 meses, por lo que antes de esa edad debemos buscar la sombra y cubrirlos con ropa adecuada. En casos puntuales, se pueden usar filtros inorgánicos o minerales en las áreas expuestas. ¡Pero solo en casos excepcionales!

A partir de los 6 meses, hay que seguir limitando la exposición durante las horas del mediodía y es preferible optar por filtros minerales. La función barrera de la piel de los niños se encuentra todavía en desarrollo, tiene una alta permeabilidad y es aún muy sensible. Los filtros minerales o inorgánicos son los que dejan más residuo blanco, pero en este caso se convierte en una ventaja ya que es fácil ver dónde hemos aplicado el producto y dónde no. A partir de los 2-3 años, se pueden usar filtros mixtos aprobados en edad pediátrica, cuyas fórmulas contienen por lo general menor cantidad de perfumes y alcohol y que, además, suelen ser resistentes al agua, al sudor y a la fricción. Asegúrate de que los protegen frente a UVB y UVA. ¡Y reaplícalos con frecuencia!

Es durante la infancia cuando debemos inculcar los buenos hábitos. Transforma la protección solar en un juego y predica con el ejemplo. ¡Aplícate el protector solar delante de tus hijos! Los niños aprenden por observación.

LA REGLA DE LA SOMBRA

Si no has oído hablar de la regla de la sombra, ¡continúa leyendo! Es una buena manera de mantener bajo control tanto tu exposición al sol como la de los más pequeños.

La regla de la sombra se basa en la idea de que hay que limitar la exposición directa al sol durante las horas del mediodía, justo cuando la intensidad de la radiación UVB es más fuerte. La razón estriba en que la intensidad de la radiación UVB se halla directamente relacionada con el ángulo del sol, o lo que es lo mismo, su altitud sobre el horizonte. ¡Recuerda que la intensidad de la radiación UVB es variable a lo largo del día!

La regla de la sombra determina indirectamente la altitud del sol. Cuando la longitud de tu sombra y la de tus hijos sea más corta que la de vuestro cuerpo significa que la intensidad de la radiación UVB es muy alta. Por lo que debéis poneros a cubierto y protegeros muy bien. Sin embargo, cuando la longitud de vuestra sombra sea más larga que la de vuestro cuerpo, la intensidad de los rayos UVB es menor y el riesgo de quemaduras disminuye.

Aunque es muy orientativo, este truco no nos sirve para los días nublados Recuerda que la radiación UVA es constante durante todo el día y que tanto ella como parte de la radiación UVB pasan a través de las nubes. Sin embargo, es un excelente juego para practicar con los niños. De este modo, poco a poco van entendiendo la importancia de cuidar su piel.

Puntos clave

¿Cómo protegernos del sol?

- Los protectores solares no deben emplearse para permanecer más tiempo expuestos a la radiación ultravioleta, sino para estar más protegidos durante el tiempo de exposición.

- El mejor protector solar es aquel que se utiliza.

- Existen complementos orales con altas concentraciones de antioxidantes, vitaminas, minerales y polifenoles que nos ayudan a proteger y reparar nuestra piel del daño oxidativo generado por la radiación solar.

- Proteger la piel de los niños depende de nosotros; debemos hacerlo bien para que tengan menor riesgo de desarrollar cáncer de piel en un futuro.

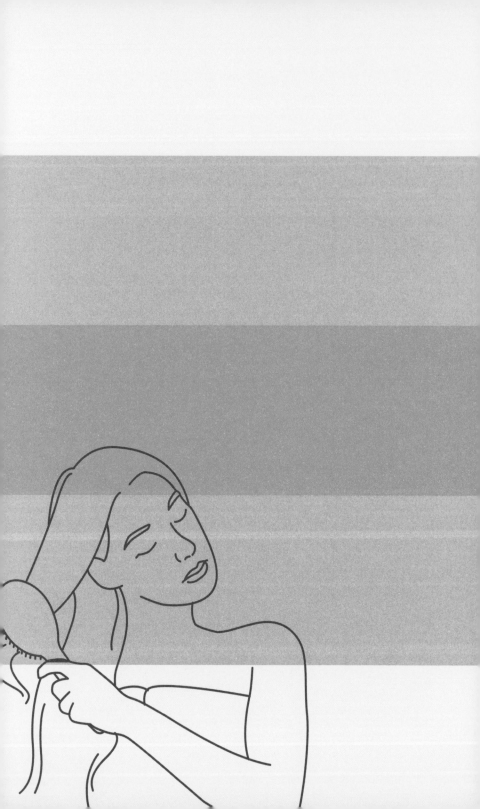

Parte 5

MÁS ALLÁ DE LA PIEL

Debajo de tu piel, vive la luna.

PABLO NERUDA

Capítulo 13

DESENREDA LAS DUDAS DE TU PELO

¿POR QUÉ EL PELO NOS TRAE DE CABEZA?

El pelo de la cabeza, que conocemos como «cabello», es una parte de nuestro cuerpo que suele llamar mucho la atención. Su longitud, su color, su forma, su olor y el modo de llevarlo son rasgos que nos identifican y a la vez muestran cómo nos sentimos. ¡Refleja nuestra personalidad!

Durante siglos la humanidad se ha interesado por el pelo y, en todas las culturas, ha tenido gran importancia. Experiencia, fortaleza, sabiduría, poder de seducción, moda, libertad... El modo de peinar, cortar y recoger nuestro pelo puede incluso identificarnos como parte de determinados grupos sociales o religiosos. ¡Se trata de una auténtica señal de identidad! Nos expresamos a través de nuestro pelo, incluso sin quererlo.

La relevancia de lucir el pelo en cualquiera de sus formas es un mensaje que se ha visto reforzado a lo largo del tiempo y que se sigue resaltando a diario en los medios de comunicación. Resulta paradójico que gastemos dinero y recursos en eliminar el vello del cuerpo y, sin embargo, no podamos vivir sin el que tenemos sobre la cabeza. A lo largo de la historia, se le ha dado tanta importancia al pelo que su pérdida puede ocasionar un trauma importante. La alopecia, sea del origen que sea, genera un gran impacto psicológico en las personas que la sufren.

La caída de cabello es algo que nos preocupa y se ha convertido en una de las consultas dermatológicas más frecuentes. ¿Quién no ha contado los pelos que encuentra en la almohada por la mañana, los que se quedan en el cepillo o los que se caen en la ducha?

¿Sabías que, a pesar de sus consideraciones estéticas, el pelo ejerce principalmente una función protectora? Colabora en el mantenimiento de la temperatura corporal y bloquea parte de la radiación ultravioleta. ¡Nos protege tanto del sol como del frío! Además, el pelo constituye también un indicador de la salud, y su caída o debilidad puede ser síntoma de enfermedad. No obstante, algo que quiero dejar claro a lo largo de este capítulo es que la caída del pelo no implica necesariamente la pérdida de este, ya que el pelo tiene una gran capacidad de recambio.

¿DE QUÉ ESTÁ FORMADO NUESTRO PELO?

Simplificando mucho, en la anatomía del pelo hay que distinguir dos partes. Por un lado, encontramos la raíz, compuesta por células vivas ubicadas en el folículo piloso que se halla enterrado a cuatro o cinco milímetros de profundidad hacia el interior del cuero cabelludo, rodeado de vasos sanguíneos que le aportan nutrientes y oxígeno. Por otro lado, está el tallo piloso, que es lo que habitualmente conocemos como «pelo» y podemos tocar y lucir.

El tallo piloso se organiza en tres capas concéntricas: la médula, la corteza y la cutícula. La médula es la capa más interna y es el núcleo de la fibra capilar. La corteza constituye la capa media, y es la responsable de la fuerza, la forma, la elasticidad y el color de nuestro pelo. ¡La corteza contiene el pigmento que le da el color al cabello! Finalmente, la cutícula, la capa externa, está formada por escamas superpuestas distribuidas una sobre la otra, de una manera parecida a las tejas de un tejado. La cutícula protege la corteza, actúa como una barrera protectora.

¡El pelo es muy resistente! El tallo piloso está compuesto principalmente por queratina, una proteína fibrosa muy rica en azufre, responsable de mantener su estructura. La queratina está formada por unas cadenas de aminoácidos que se mantienen fuertemente unidas mediante tres tipos de enlaces químicos. Los enlaces disulfuro actúan de puentes entre los enlaces de azufre y son los que le otorgan resistencia a nuestro pelo. Los otros dos enlaces, los de hidrógeno y los enlaces salinos, son más débiles y susceptibles al calor y a la humedad. Acuérdate bien de ellos, ya que los podemos modificar en la peluquería. ¿Sabías que dependiendo de cómo estén organizados estos enlaces el pelo será liso o rizado? (Véase más en el capítulo «*Love is in the hair*».)

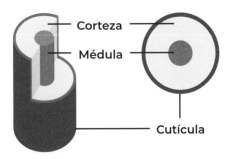

Aprende más: La queratina del pelo está formada por un conjunto de aminoácidos entre los que destaca la cisteína, cuyos principales elementos son el carbono, el hidrógeno, el oxígeno, el nitrógeno y el azufre.

¿CÓMO IDENTIFICAR UN PELO SANO?

Todos queremos un pelo sano, bonito, fuerte y brillante independientemente de su forma, color y peinado.

El pelo brilla y tiene una apariencia sana cuando la cutícula está intacta. Recuerda que la cutícula es la capa más superficial de la fibra capilar, compuesta por escamas superpuestas la una encima de la otra, como si fueran las tejas de un tejado. ¡Todas están orientadas hacia la parte distal o punta del pelo! Cuando estas escamas permanecen intactas su superficie refleja la luz y eso se traduce en un pelo brillante y sano. Sin embargo, cuando la cutícula es irregular y las escamas se levantan la luz se dispersa y el pelo se ve opaco, apagado y áspero. ¡Es la cutícula la que le da al pelo su brillo característico!

Las escamas cuticulares están además recubiertas por una capa de sebo que las protege de la humedad y las agresiones externas. ¿Recuerdas que los folículos pilosos y las glándulas sebáceas siempre van juntos? El sebo recubre el tallo piloso a medida que el pelo va creciendo, y se deposita sobre la cutícula para evitar la pérdida de humedad interna. El sebo contribuye a la salud capilar y, además, realza el brillo. ¡En conjunto forman una excelente barrera!

La cutícula es la capa que recibe todas las agresiones externas. Por lo tanto, resulta normal que con el tiempo se altere. El agua, la contaminación, el calor, los tintes, los alisados o los rizados permanentes son algunos de los ejemplos. Prácticamente todas las acciones que realizamos sobre nuestro cabello tienen un impacto en nuestras cutículas.

¿Quieres comprobarlo en tu propio pelo? Deja a un lado el libro y compara la zona de las puntas de tu pelo con la zona de la raíz. Verás cómo la zona del tallo piloso más cercana al cuero cabelludo brilla más y suele tener la cutícula en buen estado, sana y alineada; sin embargo, la zona más distal muestra la cutícula deshilachada y desgastada, más opaca. ¡El daño es acumulativo! El pelo crece aproximadamente un centímetro al mes, por lo que según lo que mida puedes calcular cuántos años llevan expuestas las puntas de tus cabellos. Si tu pelo mide unos 35-40 centímetros de longitud, ¡tus puntas llevan unos tres años viviendo contigo.

Si bien es cierto que hay productos, mascarillas y champús que nos ayudan a reparar las cutículas, lo ideal es mantenerlas sanas desde un inicio. El cuidado del pelo debe ser constante, para poder conservar las cutículas intactas a lo largo de los años. Minimiza las agresiones y verás cómo, poco a poco, tu pelo recobra su luminosidad.

¿QUÉ ES LA POROSIDAD DEL PELO?

La porosidad del pelo refleja la facilidad que tiene el pelo para absorber agua y mantener la hidratación dentro de sus cutículas.

Un pelo sano con un aspecto suave y brillante por lo general tiene una porosidad baja. Una porosidad baja significa que la cutícula está en buenas condiciones y mantiene correctamente la hidratación del córtex. En general, un pelo con baja porosidad es aquel que tarda más tiempo en mojarse del todo, pero una vez que se moja ¡requiere más tiempo para secarse!

Por el contrario, un pelo con una porosidad alta suele verse opaco, seco y áspero. Es un indicador de que la cutícula está abierta, en mal estado y ha perdido su capacidad de protección, por lo que, a pesar de que absorbe agua rápidamente, no es capaz de retener la hidratación y se seca más rápido. Los secadores de aire caliente, las planchas de alisado, los productos químicos agresivos, los tintes y las decoloraciones dañan las cutículas y aumentan la porosidad del tallo piloso.

¿Sabías que puede haber diferentes porosidades en un mismo tallo piloso? La zona más cercana a la raíz suele tener una porosidad baja, ya que prácticamente no ha estado expuesta a las agresiones externas, mientras que las puntas suelen ser más porosas. Las zonas con alta porosidad requieren una hidratación intensa y unos cuidados especiales, y, en estos casos, los sérums y las mascarillas reparadoras son fundamentales.

Porosidad pelo

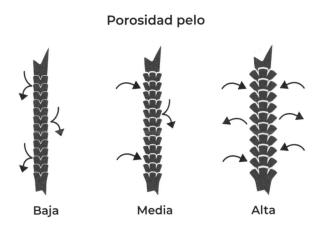

Baja   Media   Alta

Aprende más: ¿Quieres calcular la porosidad de tu cabello? ¡Es muy fácil! Coge un vaso a temperatura ambiente y deja caer en él un pelo limpio y seco sobre el cual no hayas aplicado ningún producto. Si el pelo flota completamente, tienes una porosidad baja. Si el pelo se hunde despacio y se queda en la parte media, o alguna parte se mantiene flotando y el resto se hunde, tienes una porosidad media. Si el pelo se hunde muy rápido y llega al fondo del vaso, significa que tienes porosidad alta.

¿EN QUÉ CONSISTEN LAS PUNTAS ABIERTAS?

¿Por qué se nos abren las puntas? Las puntas abiertas se conocen científicamente como «tricoptilosis» y aparecen cuando la cutícula se estropea y se levantan sus escamas, dejando la corteza al descubierto y sin protección.

Las puntas son la parte del tallo piloso que lleva más tiempo con nosotros; sufren constantemente con las planchas, los secadores y los tintes, pero también lo hacen cuando nos peinamos, nos desenredamos el pelo o nos hacemos recogidos. ¡Los traumatismos repetidos también contribuyen a debilitarlas!

Recuerda que el pelo fino, seco y deshidratado tiene una cutícula más débil, de ahí que sea más propenso a que sus puntas se abran. Además, debes saber que la radiación ultravioleta degrada parcialmente la queratina del pelo y lo vuelve quebradizo. Cuando vamos a la playa, su efecto se suma al del agua de mar. La sal cristaliza sobre la fibra capilar, la vuelve rígida, y si no hidratamos de manera adecuada el tallo piloso, nuestras puntas se abrirán con facilidad. ¡En verano nuestro pelo sufre más!

Los sérums, las cremas capilares y los aceites mantienen las cutículas hidratadas y previenen la aparición de las puntas abiertas. Sin embargo, una vez que las puntas se abren no hay forma de cerrarlas. Los productos capilares, aunque nos pueden ayudar a disimularlas, no son capaces de unirlas de nuevo.

Cortar las puntas no va a hacer que tu pelo crezca más rápido, pero sí que te ayudará a mantener un pelo sano. Cuando se cortan las puntas se elimina el desflecado; esto se traduce en una melena homogénea y voluminosa. Al cortar las puntas, eliminamos la parte deteriorada y mejoramos su aspecto.

Recuerda que el pelo crece entre 12 y 15 centímetros al año, por lo que, si te cortas las puntas dos o tres veces al año, el balance seguirá siendo positivo. ¡Puedes cortarte las puntas a la vez que lo dejas crecer! Así mantendrás el tallo piloso en mejor estado.

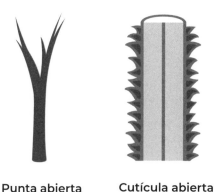

Punta abierta   Cutícula abierta

¿POR QUÉ EL PELO MOJADO PESA MÁS?

Cuando sales de la ducha, te bañas en el mar o en la piscina tu pelo pesa mucho más. La explicación es sencilla: ¡el pelo absorbe agua! Y esto se debe a las propiedades de la queratina. La queratina es hidrófila, es decir que absorbe agua, lo que hace que el pelo pueda llegar a duplicar su peso.

Cuando el pelo se moja, su estructura se hincha, las cutículas se dilatan y el tallo piloso se vuelve frágil y quebradizo. Al absorber agua, sus componentes están más «sueltos», o no tan compactos como suelen estar con el cabello seco; y el tallo piloso se vuelve momentáneamente más delicado.

Mojarnos el pelo no va a hacer que se nos caiga más, pero si lo manipulamos cuando está mojado existe el riesgo de que se rompa. Además, recuerda que cuanto más poroso es un pelo, más facilidad tiene para absorber agua y, por lo tanto, ¡un pelo frágil es aún más delicado cuando está mojado!

Cuando el pelo está húmedo, tienes que ir con cuidado. No es el mejor momento para desenredarlo, ya que si lo estiras en mojado ¡un pequeño tirón puede romper la fibra capilar! Si vas a lavarte el pelo, es recomendable que lo desenredes antes en seco. No obstante, si lo haces dentro de la ducha, que sea cuando ya has aplicado el acondicionador o la mascarilla capilar para que el peine resbale mejor.

Hacerse un moño o una coleta muy tirantes con el pelo mojado tampoco es una buena idea, porque facilita la pérdida de pelo en la zona de la frente y de la sien, algo que se conoce como «alopecia por tracción». Como el cabello está muy frágil y el pelo pesa mucho más, el estiramiento es mayor. Evita también el uso de gomas, horquillas y otros accesorios cuando tu pelo esté mojado, ya que la probabilidad de romper la fibra capilar al ponerlos y quitarlos es bastante alta.

Aprende más: ¿Cómo deshacer los nudos sin dañar el tallo piloso? Cuando te cepilles el pelo, empieza siempre por las puntas y sube progresivamente. Si lo haces al revés, acumularás los nudos en la zona distal y va a ser mucho más difícil desenredarlos.

¿POR QUÉ LOS CLIMAS HÚMEDOS ENCRESPAN EL PELO?

No importa que lo tengas corto o largo, ondulado, rizado o liso. El pelo encrespado nos afecta a todos, sobre todo en días de lluvia. ¿Te has preguntado alguna vez el porqué? Nuestro pelo constituye un excelente indicador de la humedad ambiental, ya que también es capaz de absorber las moléculas de agua del ambiente. ¡Ocurre algo parecido a cuando nos lo mojamos!

Cuando el pelo absorbe moléculas de agua, se altera ligeramente la longitud, el diámetro y la forma de la fibra capilar. Es lo que percibimos como «encrespamiento». La absorción de humedad ambiental tiene lugar principalmente en las zonas en donde la cutícula es más fina, más porosa y deshidratada. Por lo tanto, un pelo que se encrespa con facilidad suele ser un pelo maltratado.

¿Cómo podemos evitarlo? El mejor tratamiento para prevenir la absorción de humedad ambiental consiste en mantener una cutícula en buen estado. Cuando el pelo está sano e hidratado, no necesita adquirir más humedad del ambiente. ¡Y no altera sus características, aunque la humedad relativa sea elevada!

Si limitas las agresiones sobre el tallo piloso y conservas tu pelo bien hidratado con aceites, acondicionadores, mascarillas capilares y productos que contribuyan a preservar la cutícula en buen estado, ¡no se encrespará tan fácilmente!

Aprende más: Se define como «capacidad higroscópica del pelo» la habilidad de este para retener la humedad. Tal es la capacidad higroscópica del pelo que existen unos instrumentos denominados «higrómetros» que se usan para medir el grado de humedad ambiental. Utilizan el cabello humano como elemento indispensable en su mecanismo.

¿POR QUÉ NUESTRO PELO SE CARGA DE ELECTRICIDAD ESTÁTICA?

Estoy segura de que alguna vez, al peinarte en seco, tu pelo se ha vuelto loco, se ha cargado de energía y se ha descontrolado. ¿Te has preguntado alguna vez por qué ocurre? ¿Cuál es el mecanismo? Esto se debe a que el pelo puede tomar cargas eléctricas. Te lo explico con un ejemplo, un experimento que seguramente hiciste en el colegio.

Si frotamos un globo contra la cabeza durante unos segundos y luego lo separamos despacio, ¡los pelos se separan a modo de abanico! La culpa la tiene la electricidad estática, que origina una transferencia de cargas eléctricas. Por suerte, los efectos de la electricidad estática son temporales y poco a poco las cargas se estabilizan gracias a las moléculas de agua que se encuentran en el ambiente. De hecho, puedes devolver tu pelo a la normalidad si lo humedeces con agua.

El aire seco, la calefacción y las bajas temperaturas también contribuyen a este fenómeno; sin embargo, la humedad ambiental ayuda a que la carga electrostática del pelo desaparezca. Por este motivo, el experimento del globo funciona mucho mejor en días secos que en días en los que hay una gran humedad en el ambiente. Pero no es necesario tener un globo cerca para experimentar que el pelo se cargue eléctricamente. En el día a día hay muchos otros mecanismos que cargan nuestro pelo, por ejemplo, el uso de cepillos y peines de plástico o el contacto con tejidos sintéticos.

¿Sabías que el pelo fino y deshidratado resulta más afectado por las cargas eléctricas? Al poseer menos moléculas de agua, entran en desequilibrio con más facilidad. Por este motivo, para disminuir el efecto de la electricidad estática es fundamental hidratar el pelo adecuadamente mediante acondicionadores, sérums y mascarillas capilares. ¡Cuanto más seco está el pelo, más se acentúa el problema!

Asimismo, te aconsejo que sustituyas los cepillos de plástico por los de madera, que te inclines por el uso de ropa, bufandas, gorros, coleteros y accesorios hechos a base de fibras naturales como el algodón, y puedes incluso probar con los secadores y los cepillos iónicos, puesto que contribuyen a equilibrar las cargas.

Aprende más: Algunos objetos son propensos a perder electrones, mientras que otros son propensos a ganarlos. Esta acumulación o exceso de cargas temporales es lo que se conoce como «electricidad estática».

¡EL PELO NO CRECE INDEFINIDAMENTE!

El pelo de la cabeza crece aproximadamente un centímetro al mes, o lo que es lo mismo, entre 12 y 15 centímetros al año. La velocidad de crecimiento es constante independientemente de su color y de su aspecto, aunque en las melenas rizadas se aprecia menos porque el pelo se enrolla sobre sí mismo formando una espiral.

Sin embargo, a pesar de que el ritmo de crecimiento es constante, el pelo no crece de manera indefinida sino que crece y se cae de forma periódica.

El crecimiento del pelo es cíclico y pasa por tres momentos diferentes: una fase de crecimiento que recibe el nombre de «fase anágena», una fase de transición que recibe el nombre de «fase catágena» y una fase de caída que recibe el nombre de «fase telógena». Posteriormente, el folículo regresa de nuevo a la fase anágena y el ciclo se repite. Un cabello sano crece, descansa y se cae para dejar sitio a otro nuevo.

Estos ciclos, que pueden durar entre dos y siete años, ¡son los que marcarán la longitud final de nuestra melena! Esto explica, en gran parte, por qué hay personas que quieren dejarse el pelo largo pero no lo logran. Aunque no lo corten, no alcanzan la longitud deseada. Si bien se suele tener una falsa sensación de que el pelo no crece, lo que realmente ocurre es que la fase de crecimiento es corta y al llegar a la longitud máxima el pelo se cae. Aunque la velocidad de crecimiento es relativamente constante, la duración de la fase de crecimiento es distinta de una persona a otra, pues depende en un alto porcentaje de nuestra genética. Cuando la fase de crecimiento es muy larga, ¡cada pelo puede llegar a medir más de un metro y medio!

Durante la fase de crecimiento el pelo se regenera y crece gracias a que las células que forman el pelo, situadas en el folículo piloso, se dividen rápidamente. El crecimiento del pelo no se produce en la punta, sino en la raíz: por lo tanto, nada tiene que ver el hecho de cortarse las puntas con el ritmo de crecimiento. ¡Crecerá a la misma velocidad tanto si lo cortas como si no lo haces! Sin embargo, la velocidad de crecimiento sí que puede verse alterada por nuestro estado de salud y por ciertas carencias nutricionales, por lo que, si tu pelo no crece como antes, es necesario que consultes con un especialista.

Aprende más: A medida que nos hacemos mayores el metabolismo de las células de la raíz del pelo se enlentece ligeramente, por lo que, con el paso de los años, la velocidad de crecimiento es menor.

¡PERDEMOS APROXIMADAMENTE 100 CABELLOS AL DÍA!

La caída del pelo es un proceso natural. Tenemos más de 100.000 pelos en nuestro cuero cabelludo, y el porcentaje de pelo que perdemos a diario no debería implicar una pérdida de densidad en nuestra melena. ¡Perdemos entre 50 y 150 cabellos cada día! De todos modos, el porcentaje depende de cada persona y solo debemos preocuparnos cuando se produce un cambio repentino y se nos caen más cabellos de lo que es habitual.

¿Sabías que, aunque nuestra melena crece en conjunto, cada pelo funciona de manera independiente? Cada pelo crece de un folículo piloso, y cada folículo piloso sigue su propio ciclo independiente. En una melena sana, aproximadamente un 85-90 % están en fase de crecimiento o anágena, solo un 1 % en fase de transición o catágena, y un 10-15 % en fase de caída o telógena. Por eso, aunque todos los días se nos caiga el pelo, ¡no nos quedamos calvos!

¿Por qué se nos cae el pelo justo cuando lo lavamos o lo peinamos? Debes saber que el pelo no se cae por lavarlo, sino que lo que ocurre es que la mayoría de los 50-150 pelos que se desprenden a diario se quedan o bien enredados con el resto de nuestro cabello, o bien formando parte de nuestros recogidos. ¡No se suelen caer directamente al suelo! Y menos cuando tienes el pelo largo.

Cuando nos cepillamos o nos lavamos el pelo, separamos todos estos pelos, ya desprendidos, del resto de nuestra melena. Nos da la sensación de que se caen todos de golpe, pero en realidad no es así, y ya se habían desprendido. De hecho, la cantidad de pelos que vas a encontrar en el baño si te lavas el pelo una vez a la semana suele ser mucho mayor que si lo haces a diario. ¡Se acumulan los de los días anteriores! Además, la caída suele ser todavía más escandalosa cuando el pelo es largo y oscuro, ya que su presencia es más evidente, aunque el numero de cabellos perdidos suele ser el mismo.

Contabilizar el número de cabellos que perdemos al día resulta difícil; sin embargo, en ocasiones es necesario para valorar la intensidad de la caída. Si vas a contar el pelo que te cae en un día, debes tener en cuenta que parte del pelo contabilizado puede corresponder a días previos si no lo habías lavado o peinado. ¡Hay que ser estricto y recogerlos todos muy bien!

¿EN QUÉ CONSISTE LA ALOPECIA?

Cuando hay una caída de pelo excesiva que da lugar a una disminución de densidad o una ausencia de pelo, hablamos de «alopecia». Las causas pueden ser múltiples, pero entre las más frecuentes se encuentran el estrés, los déficits nutricionales, las alteraciones hormonales, las enfermedades autoinmunes, ciertos medicamentos y la quimioterapia.

Una caída de cabello desproporcionada puede aparecer por culpa del estrés. Si tienes mucha presión en el trabajo, no duermes bien y te desvelas por las noches, sufres ansiedad o no llevas una dieta adecuada, es probable que tu pelo sufra las consecuencias y se caiga más de lo normal. ¡Es un momento crítico! La buena noticia es que puedes recuperar el pelo perdido si cambias el ritmo de tu vida. Si vuelves a los hábitos de vida saludables y retomas la calma en tu día a día, ¡el pelo probablemente también volverá! En estos casos el mejor tratamiento es huir del estrés.

En otras ocasiones, la alopecia aparece por una disminución o ausencia de crecimiento, como sucede en la alopecia androgénica, la cual se debe a un aumento de la acción de las hormonas masculinas sobre ciertas áreas del cuero cabelludo predispuestas genéticamente. La alopecia androgenética es frecuente en los hombres, en las mujeres posmenopáusicas y en determinadas patologías que conllevan una alteración hormonal. En los hombres el pelo se suele perder de forma selectiva en las entradas y en la coronilla, mientras que en las mujeres la pérdida de pelo suele ser difusa.

¿Por qué se cae el pelo por la quimioterapia? La quimioterapia afecta a los folículos pilosos en crecimiento, y por este motivo da lugar a una caída generalizada del pelo. La alopecia areata es una patología autoinmune que también puede ocasionar una alopecia total o universal, aunque a menudo suele aparecer en forma de placas circulares que se recuperan rápidamente.

Sea cual sea la causa, la alopecia produce un impacto emocional en todo aquel que la sufre. Cuando perdemos el pelo, la imagen que tenemos de nosotros mismos se distorsiona. El pelo desempeña un papel muy importante en la autopercepción y la identidad personal, por lo que la alopecia suele comportar problemas en la autoestima y la autoconfianza, y puede desencadenar ansiedad y depresión.

Cuando hay una patología que produce la caída del cabello, debemos buscar una solución médica. Si existe un verdadero problema, los productos cosméticos no ayudan, ya que, si bien es cierto que mejoran el aspecto estético del pelo, no actúan a nivel de los folículos pilosos. Acude enseguida a un dermatólogo experto en tricología para identificar el origen del problema y poner remedio lo antes posible. Cuanto antes se trata, ¡mejor resultado se obtiene!

Aprende más: La tricología es una subespecialidad de la dermatología que se define como la ciencia que estudia el pelo y el cuero cabelludo. Los tricólogos estudiamos las enfermedades del pelo y del cuero cabelludo, evaluamos las causas y prescribimos los tratamientos para esos trastornos.

¿RASURAR HACE SALIR MÁS PELO?

La depilación es una técnica cosmética que consiste en eliminar el vello de alguna zona del cuerpo, pero ¡que no te tomen el pelo! Existen muchos mitos alrededor de la depilación y, aunque es una práctica muy extendida en la población, sigue siendo un tema tabú sobre el cual todavía nos surgen muchas dudas.

Rasurar no hace salir más vello, se trata de una falsa sensación. Cuando nos depilamos mediante métodos de arranque como el de la cera o las pinzas, el pelo vuelve a salir fino con la punta delgada. Sin embargo, cuando rasuramos, cortamos el vello por la mitad; en consecuencia, percibimos el tallo piloso más grueso y compacto. Pero es solo una sensación. No hay más pelo ni crece más deprisa. Los folículos pilosos no se estimulan con el rasurado. Si fuera así, tendríamos el tratamiento perfecto para las alopecias.

Las cremas depilatorias funcionan de una manera similar, pero en lugar de cortar el vello mecánicamente, deshacen la queratina mediante sustancias químicas. ¡No se recomienda en pieles sensibles! Pueden irritar e incluso quemar la piel.

En cuanto a los sistemas de arranque, destacan la cera, las máquinas depilatorias y las pinzas, las cuales retiran el vello por tracción. Aunque su uso está muy extendido, no resulta infrecuente que ocasionen foliculitis e inflamación cuando el pelo quiere volver a salir. ¡Cambia el sistema si es tu caso!

La fotodepilación es un término genérico que abarca todos los sistemas de depilación por luz, entre los que sobresalen la depilación por láser y la depilación con sistemas de luz pulsada intensa (en inglés, *intense pulsed light* o IPL). Son los métodos de depilación más definitivos y seguros, aunque siempre deberían estar supervisados por un equipo médico. Ambos tienen como objetivo final destruir el folículo piloso; no obstante, decantarse por uno u otro dependerá de la pigmentación de la piel y el vello de cada persona. Una vez más, la elección debe ser individualizada.

El láser es muy preciso y específico, y dirige una luz monocromática y coherente hacia el color marrón de la melanina. Se trata de un remedio muy efectivo, sobre todo en personas de piel clara que tienen el pelo oscuro. Sin embargo, pierde selectividad si la piel es oscura o el vello muy fino y claro. En estos casos, se suele recurrir a la luz pulsada intensa, la cual se puede adaptar a las características del pelo y de la piel de cada persona mediante el uso de diversos filtros. Cuando se elige el equipo correctamente teniendo en cuenta el color de pelo, el color de la piel, el calibre del vello, la fase de crecimiento y la zona en la que se realiza la depilación, ¡los resultados son excelentes!

Aprende más: ¿Sabías que el uso de la cera depilatoria puede favorecer la aparición de la temida mancha marrón que aparece sobre el labio superior? La cera puede inflamar la piel mediante dos mecanismos. Por un lado, el calor de la cera caliente quema nuestra piel y, por el otro, la tracción generada al estirar la inflama. Cuando la piel se inflama, se estimulan los melanocitos y surge una mancha que todavía se oscurece más si te da el sol en los días posteriores a la depilación. Se llama «hiperpigmentación posinflamatoria».

Puntos clave

Desenreda las dudas de tu pelo

- El pelo brilla cuando la cutícula está en buen estado.

- El pelo de la cabeza crece aproximadamente un centímetro al mes, pero no lo hace de manera definitiva, sino que llega un momento en el que detiene su crecimiento y se cae.

- Perdemos entre 50 y 150 cabellos cada día y solo nos debemos preocupar cuando se produce un cambio repentino y se cae mucho más de lo habitual.

- Una caída de cabello desproporcionada y la aparición de caspa son algunas de las consecuencias del estrés en el cuero cabelludo.

- Cuando hay una caída de pelo excesiva que da lugar a una disminución de densidad o una ausencia de pelo, hablamos de alopecia y debemos buscar una solución médica.

- La depilación es una técnica cosmética que consiste en eliminar el vello de alguna zona del cuerpo, acerca de la cual todavía existen muchos mitos.

Capítulo 14

LOVE IS IN THE HAIR

EL CUIDADO CAPILAR

¿Te has preguntado alguna vez qué es lo que le da el color y la forma a tu pelo? ¿Por qué nos salen las canas? ¿Qué sucede cuando usas la plancha o el secador? Nuestra melena posee unas características que nos hace únicos, pero además podemos modificarla mediante múltiples estrategias. ¿Te has planteado en alguna ocasión cómo es posible?

En muchos casos el pelo se convierte en un accesorio más, así que modificamos su forma y color en función de las tendencias. Podemos cambiar su aspecto fácilmente y la mayoría de nosotros enseguida nos sumamos a las modas sin tener en cuenta nuestra salud capilar. No obstante, no debes olvidar que el pelo forma parte de tu cuerpo y que también hay que cuidarlo.

La cosmética capilar nos permite mejorar el aspecto del pelo, su textura y su porosidad, restaurar su brillo y regular el exceso de sebo mediante el uso de champús, acondicionadores, mascarillas capilares y tratamientos reparadores. Sin embargo, debes saber también que, en muchas ocasiones, para modificar cosméticamente el cabello son necesarias ciertas alteraciones en su estructura. Los tintes, los alisados, los rizos permanentes y las fuentes de calor tienen un impacto sobre los componentes del tallo piloso. Y cuando se altera la estructura del tallo piloso aparecen los problemas.

Ahora ya sabes que una cutícula en mal estado suele tener una alta porosidad, que se traduce en un pelo opaco, sin brillo, deshidratado, que se vuelve más susceptible a los efectos de la electricidad estática y al encrespamiento secundario a la humedad ambiental. Asimismo, cuando se alteran las capas internas del tallo piloso, como la corteza y la médula, el pelo pierde elasticidad y, al estar más rígido, ¡se rompe más fácilmente! Aunque el tallo piloso es una materia inerte, y por eso no nos duele cuando lo cortamos, ¡no todo vale! Conocer las características de tu pelo te va a ayudar a elegir. Si quieres una melena sana y brillante, prevenir es mejor que curar.

¿POR QUÉ SOMOS CASTAÑOS, RUBIOS O PELIRROJOS?

Igual que ocurre en nuestra piel, es la melanina la encargada de dar el color a nuestro pelo. Recuerda que la eumelanina aporta una tonalidad oscura, así que es la responsable de los colores castaños, marrones y negros. Por otra parte, la feomelanina nos proporciona el color amarillo anaranjado, de ahí que abunde en el pelo rubio y pelirrojo. ¿Sabías que dependiendo de la proporción de cada pigmento obtendremos unos tonos y colores muy distintos?

El color del pelo se suele asociar con el color de la piel, por eso es frecuente que las personas con piel clara tengan tonos rubios, pelirrojos o castaños claros, y que las personas de piel oscura tengan el pelo marrón oscuro o negro. No obstante, hay una infinidad de combinaciones preciosas.

¿Te has preguntado alguna vez por qué las personas que viven en zonas más cercanas al ecuador de la Tierra suelen tener el pelo más rizado y oscuro? Recuerda una de las funciones principales del pelo, protegernos de la radiación ultravioleta, y que la zona central del planeta es la que más radiación directa recibe. ¡Todo tiene una explicación! Por un lado, el color oscuro absorbe mejor la radiación ultravioleta y por el otro, cuanto más rizado es el pelo más superficie ocupa; y en consecuencia, ¡mejor protección ofrece! Asimismo, la alta prevalencia de pelo claro en las latitudes del norte es el resultado de la adaptación a los menores niveles de luz, lo que reduce la incidencia de déficit de vitamina D.

La melanina del pelo se sintetiza en los melanocitos del folículo piloso, los cuales transfieren el pigmento a la corteza. La actividad de los melanocitos se adapta al ciclo del pelo; y en la fase anágena o de crecimiento hay una mayor transferencia de color.

Con la edad los melanocitos se agotan, dejan de producir melanina y nuestra melena se aclara. Entonces aparecen las canas. ¡Las canas son pelos sin pigmento! No tienen color aunque las percibimos de color blanco, y pueden coger un tono amarillento si se exponen a partículas contaminantes como las del humo del tabaco o si reciben en exceso los efectos de la radiación ultravioleta. ¡Un pelo canoso también requiere cuidados!

SI ME ARRANCO UNA CANA ¿ME SALEN SIETE?

Algunos dicen que las canas son un signo de sabiduría y experiencia; otros quieren ocultarlas para disimular el paso de los años. Lo único cierto es que, por ahora, una vez que las canas aparecen ya no hay vuelta atrás. Pese a que no hay una edad determinada a partir de la cual esto empiece a ocurrir, las primeras canas suelen salir alrededor de los 30 años y progresivamente van invadiendo nuestro cuero cabelludo. Las canas forman parte del proceso de envejecimiento natural.

Arrancarse una cana no comporta la aparición de dos más, ni de tres ni de siete; tampoco se multiplican si las cortamos. En este sentido puedes estar tranquilo. Debes saber también que el dicho popular «el que canea no calvea» no posee ningún fundamento científico. ¡La canicie no protege de la calvicie! La realidad es que quien no pierde el pelo desarrollará canas con el paso de los años.

Que aparezcan más o menos, antes o después, depende sin duda de nuestra herencia genética. ¡El pelo de los hermanos gemelos suele volverse blanco a una edad similar! Sin embargo, los estudios indican que su aparición no solo depende de nuestra herencia y edad cronológica, sino que también depende de nuestra edad biológica. Es decir, las canas no solo tienen relación con el hecho de cumplir años sino que la forma de cumplirlos tiene también mucho que ver.

Existe una relación entre las canas prematuras, el estrés crónico, el tabaquismo y la obesidad. Una vez más, el estrés oxidativo desempeña un papel relevante en el proceso de envejecimiento de nuestras células, por eso el estilo de vida que sigamos a lo largo de la vida va a marcar una diferencia. Aunque la genética es la que determina la edad promedio en que una persona comenzará a tener canas, cualquier conducta susceptible de generar radicales libres puede acelerar el proceso.

Además, se ha comprobado que el estrés agudo contribuye a agotar el sistema de pigmentación del pelo. Cuando estamos estresados, liberamos adrenalina y noradrenalina, dos neurotransmisores que, según un estudio recientemente publicado, podrían influir de modo directo en la aparición del pelo blanco.

La genética no la podemos cambiar, pero sí que puedes reducir tus niveles de estrés, realizar ejercicio físico de manera regular, abandonar el tabaco y seguir una dieta equilibrada y rica en antioxidantes.

Aprende más: La edad biológica y la edad cronológica no tienen por qué coincidir. La edad cronológica son los años que hemos vivido. La edad biológica depende del estado de nuestras células, las cuales se alteran por elementos como la oxidación natural, las enfermedades, el estrés, la mala alimentación o la obesidad. La edad biológica hace referencia a la velocidad de envejecimiento de nuestras células, la cual podemos, en parte, acelerar o enlentecer.

UN TOQUE DE COLOR

¡Teñirse el pelo es una práctica muy extendida! Si bien es cierto que inicialmente se usaba para disimular las canas, en la actualidad forma parte de nuestro día a día.

Hay muchos tipos de coloración. Podemos cambiar el color de nuestro pelo de diversas maneras, pero en general los tintes se clasifican en función del tiempo que permanece el color en el cabello, o lo que es lo mismo, la resistencia a los lavados sucesivos.

Los tintes permanentes sitúan los pigmentos de color dentro de la cutícula capilar, es decir, en la corteza. Para ello necesitan abrir literalmente la capa más externa del tallo piloso, y lo hacen mediante sustancias como el amoníaco. Además, también suele usarse peróxido de hidrógeno para eliminar los pigmentos naturales del pelo y modificar de este modo su color, sobre todo cuando se requiere una decoloración previa al tinte. Los tintes permanentes permiten obtener un cambio de estilo duradero, pero a la larga dañan el cabello. ¡Alterar las cutículas implica dañar el pelo de manera irreversible!

Los tintes temporales suelen usar moléculas que se depositan en la superficie de la cutícula del tallo piloso y que nos ofrecen un cambio de color que desaparece con los lavados. Es como si pintáramos la superficie de nuestro pelo; por lo tanto, la coloración se va yendo de forma progresiva. Su resultado es poco duradero y logran una menor capacidad de cobertura. No obstante, son los que menos dañan la fibra capilar.

Los tintes semipermanentes son una solución intermedia, ya que a pesar de que el pigmento penetra dentro de la fibra capilar, lo hace en parte y el color desaparece poco a poco.

Teñirse o no es una opción personal que, en general, no conlleva implicaciones directas sobre nuestra salud. Sin embargo, el uso de determinados productos presentes en los tintes permanentes como el amoníaco y el peróxido de hidrógeno pueden, a la larga, estropear tu melena. Asimismo, el empleo de algunos pigmentos, como la parafenilendiamina (PPD), puede ocasionar alergias en individuos predispuestos. Elegir entre tinte o baño de color depende de tus necesidades, pero conocer las consecuencias que puede tener sobre tu pelo es fundamental.

Aprende más: La cutícula responde a los cambios de pH. En un ambiente alcalino o básico, la capa de la cutícula se hincha a medida que se abren las escamas; por este motivo el amoníaco es un compuesto químico muy usado.

¿QUÉ DETERMINA QUE UN PELO SEA LISO, ONDULADO O RIZADO?

Evidentemente, que tengamos el pelo liso, ondulado o rizado viene marcado por nuestra genética. Pero, ¿sabes en qué se diferencian exactamente los distintos tipos de pelo?

La forma de nuestro pelo viene dictada por nuestra genética, la cual determina la disposición de los folículos y la estructura de la queratina que forma nuestros tallos pilosos.

La forma y la disposición del folículo piloso establecen en gran parte la forma final de nuestro pelo. En el pelo liso, el folículo piloso tiene una forma circular y está orientado verticalmente a la superficie, es decir, perpendicular a la salida del pelo. En el pelo rizado, el folículo piloso tiene forma elíptica y su orientación es casi paralela a la superficie de la piel formando un ángulo recto. ¡El pelo ondulado posee características intermedias! La forma del folículo piloso es oval, ligeramente inclinado a la superficie, creando un ángulo agudo con la piel.

¿Sabías que la disposición de la queratina también influye en la forma de nuestro pelo? Cuando las cadenas de queratina se disponen en paralelo el pelo es liso; por el contrario, si las cadenas de queratina adquieren forma de espiral, el pelo es ondulado o rizado.

Entonces ¿cómo es posible que modifiquemos con planchas, permanentes y alisados la estructura de nuestro pelo? Evidentemente, no podemos modificar nuestra carga genética ni la disposición de nuestros folículos pilosos, los cuales se encuentran enterrados en el cuero cabelludo. Sin embargo, sí que podemos modificar la estructura de nuestro pelo si alteramos la disposición de la queratina y sus enlaces. Te lo explico a continuación.

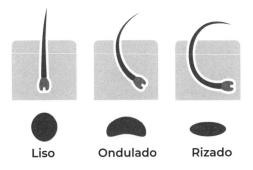

Liso Ondulado Rizado

Aprende más: ¿Sabías que el hecho de que estas cadenas estén en diagonal hace que la estructura del pelo sea más frágil? Por este motivo, el pelo rizado tiene más facilidad para romperse. Además, ¡el pelo rizado posee más enlaces de hidrógeno! Y esto explica su mayor capacidad de atrapar agua, así como su mayor facilidad para encresparse en ambientes húmedos.

¿QUÉ OCURRE CUANDO APLICAMOS EN EL PELO UNA FUENTE DE CALOR?

¿Cómo es posible que mediante el calor de los secadores y las planchas modifiquemos la forma de nuestro pelo? ¿Qué es lo que sucede en la fibra capilar?

Todos tenemos un amigo o amiga que tiene el pelo liso pero lo quiere rizado, o al contrario. Siempre deseamos lo que no tenemos, así que es muy común que las personas que tienen el pelo liso deseen tenerlo rizado, y viceversa. ¡Estoy segura de que a ti te ha ocurrido más de una vez!

Debes saber que podemos modificar temporalmente la forma de nuestro pelo si actuamos sobre los enlaces débiles, que son los enlaces de hidrógeno y los enlaces salinos, los cuales se rompen con facilidad cuando el cabello se moja o se calienta.

Con la humedad, estos enlaces se separan. ¡Por eso los rizos se deshacen momentáneamente en la ducha y en la piscina! Posteriormente, al eliminar el agua por evaporación, dichos enlaces vuelven a formarse. Si dejamos secar el pelo de manera natural, estos enlaces se unen de nuevo en su forma original. Pero podemos alterar este proceso si aplicamos una fuente de calor controlada.

Gracias al calor y al estiramiento mecánico que ejercemos con los secadores y las planchas, reconstruimos los enlaces, pero esta vez con la forma que nosotros marcamos. ¡Es posible modificar externamente la forma en la que los enlaces se vuelven a unir! De este modo, el pelo queda en la forma deseada.

No obstante, estos cambios tienen una duración corta y variable, porque los enlaces tienden a retornar a sus posiciones originales devolviendo al pelo su forma inicial. ¡Cuando humedecemos de nuevo el cabello se pierde la forma! De hecho, los productos cosméticos fijadores crean una película que recubre el tallo piloso con el fin de evitar el contacto con la humedad ambiental y, de este modo, alargar el efecto deseado.

Modificar temporalmente la forma de nuestro pelo es un proceso inocuo para la fibra capilar cuando se realiza de manera ocasional. No obstante, el uso excesivo de secadores y planchas daña la cutícula y favorece las puntas abiertas. El calor aplicado sobre el tallo piloso deshidrata la fibra capilar de manera artificial, y en consecuencia la cutícula pierde sus propiedades protectoras y aumenta la porosidad del cabello.

¿EN QUÉ CONSISTE EL ALISADO PERMANENTE O LA PERMANENTE RIZADA?

Como hemos visto anteriormente, cuando usamos una plancha o un secador podemos modificar la estructura de nuestro pelo de manera puntual, jugando con la humedad y el calor. Sin embargo, cuando lo que se busca es un alisado o un rizo permanente se requieren métodos que alteren la estructura de nuestro pelo a largo plazo.

¿Cómo podemos modificar la forma del cabello de manera indefinida? Tanto el alisado como la permanente rizada se basan en romper los enlaces fuertes. Los enlaces fuertes son los enlaces disulfuro, que unen los átomos de azufre de la queratina y le otorgan al pelo su resistencia característica. El procedimiento es similar al anterior, pero en este caso, como los enlaces son más resistentes, se requieren productos químicos que faciliten el proceso.

En primer lugar, se aplica un producto que rompa los enlaces y, a continuación, se le da la forma al pelo, manteniéndolo estirado si se quiere liso o curvado si se quiere rizado. Luego se aplica otro producto que sella y mantiene los enlaces en la disposición deseada, dándole al tallo piloso una nueva forma de modo permanente, y se fija el resultado.

Con el tiempo y el crecimiento nuestro pelo volverá a ser el mismo, ya que con estos procedimientos alteramos la estructura del tallo piloso, pero no actuamos sobre los folículos; así pues, nuestro pelo crecerá tal y como está programado genéticamente.

Como habrás advertido, el procedimiento tiene sus consecuencias. Al alterar la estructura natural de la queratina, el pelo va a perder parte de su elasticidad y, por lo tanto, será más frágil y se romperá con más facilidad con el cepillado y los recogidos. ¡Un pelo tratado requiere cuidados extra!

LA RUTINA CAPILAR

Nuestro cuero cabelludo tiene la capacidad de producir su propio acondicionador natural en forma de sebo. Este sebo, generado por las glándulas sebáceas, crea una barrera protectora que, además de mantener la humedad, evita que crezcan bacterias en el tallo piloso. ¡Es equivalente a la barrera hidrolipídica de nuestra piel!

Una limpieza excesiva elimina la barrera protectora natural, pero una limpieza escasa interfiere en la salud del cuero cabelludo. La grasa secretada por las glándulas sebáceas del cuero cabelludo resulta necesaria para la salud capilar. No obstante, el sebo es también el principal culpable de que nuestro pelo se ensucie. El exceso de sebo atrae polvo, suciedad, partículas contaminantes del ambiente, y facilita que los restos de productos cosméticos se adhieran en nuestro cuero cabelludo. ¿El resultado? Un pelo opaco, sucio y que desprende un olor desagradable. Además, un exceso de grasa y suciedad irrita el cuero cabelludo y ocasiona dermatitis.

¡El agua no es suficiente para eliminar la suciedad del cabello! El agua y el sebo no se mezclan, por lo que es necesario usar un champú. Elegir un buen champú no es tarea fácil. Por una parte, es preciso llevar a cabo una buena higiene, pero por la otra hay que evitar productos agresivos que dañen la cutícula, debiliten el tallo piloso e irriten el cuero cabelludo. Recuerda que la grasa se produce en el cuero cabelludo, así que es en esta zona en la que tienes que ser más insistente con la limpieza.

Los champús contienen unas sustancias denominadas «surfactantes» o «tensoactivos» que favorecen la separación del sebo del pelo, lo atrapan y luego lo eliminan con el aclarado. Además, llevan sustancias espumantes, compuestos hidratantes y perfumes, y, según las necesidades, se le añaden ciertos ingredientes activos como los seborreguladores, los antibacterianos y los antifúngicos, que nos permiten tratar ciertas patologías. ¡Los champús contienen listas de ingredientes que generan amplios debates! Sin duda, los sulfatos y las siliconas son los componentes de los que más se habla, pero hay que tener en cuenta que ni todas las sustancias sintéticas son dañinas ni todas las sustancias naturales son inocuas.

¡El pH del champú también es muy importante! La piel del cuero cabelludo es grasa y, por lo tanto, ligeramente más ácida que el resto de nuestra piel. Un pH demasiado alcalino daña la piel del cuero cabelludo, abre las cutículas, incrementa las cargas negativas de nuestro pelo y favorece el encrespamiento. Hay una gran ciencia detrás de los champús. Cada melena es única y responde de manera distinta a las rutinas capilares, por lo que no existe una norma universal válida que sirva para todos; hay que elegir aquel que se adapte mejor a nuestro tipo de pelo y nuestras necesidades del momento.

Aprende más: El champú en seco es una sustancia en polvo que atrapa el sebo y disimula el aspecto del pelo con exceso de grasa. ¡Es una buena solución para momentos puntuales! Sin embargo, no sustituye el lavado, ya que, pese a que se puede retirar parcialmente con el cepillado, gran parte del producto queda en nuestro cuero cabelludo. ¡El champú seco no limpia!

¿CADA CUÁNTO TENGO QUE LAVARME EL PELO?

Es la pregunta del millón, si bien en este caso la respuesta es sencilla: ¡lava tu pelo cuando lo notes sucio! La frecuencia de lavado es muy personal y depende de muchas cosas, principalmente del estado de tu pelo y de tu cuero cabelludo. ¡Y ambos puntos deben valorarse por separado!

El cuero cabelludo es la piel de la que nace nuestro pelo; debe estar limpio, equilibrado, sin exceso de grasa, sin irritación, sin descamación y sin picor. ¡Es como la tierra en la que debería nacer una cosecha! Si bien es cierto que la grasa secretada por las glándulas sebáceas del cuero cabelludo resulta esencial para dar brillo al cabello y cubrir su superficie o cutícula para evitar la pérdida de humedad interna, el exceso de sebo atrae el polvo y polución dando lugar a un pelo sucio y opaco. En definitiva, debemos buscar nuestro equilibrio personal. Las características de la piel del cuero cabelludo varían con el transcurso de los años, a lo largo de las estaciones o frente a ciertas situaciones como el estrés, por lo que la frecuencia de lavado y el tipo de champú deben irse ajustando en función de las necesidades.

El pelo debería lavarse cuando está graso, sucio, con acumulación de humo, polvo o contaminación. Las actividades realizadas durante el día, el ambiente en el cual nos movemos, la contaminación ambiental, los agentes a los que nos exponemos y los productos que aplicamos sobre nuestro pelo tienen un papel fundamental.

¿Sabías que la forma del pelo también puede influir en la frecuencia de lavado? Un pelo rizado suele tardar más en ensuciarse que un pelo liso, ya que el sebo que se genera en el cuero cabelludo tiene más dificultad para recorrer toda la longitud del cabello por su forma de espiral.

Nadie te conoce mejor que tú. Lava tu cuero cabelludo y tu pelo con la frecuencia necesaria para que se mantengan limpios. La higiene diaria no es perjudicial, pero debes usar los productos adecuados que te permitan mantener el pelo sano y el cuero cabelludo en buenas condiciones.

¿ACONDICIONADOR O MASCARILLA?

Los acondicionadores y mascarillas capilares hidratan la fibra capilar, mejoran el aspecto del pelo, facilitan el peinado y aportan brillo y suavidad. Además, al hidratar la cutícula ¡reducen las cargas electroestáticas y el encrespamiento! Por ello, tanto si vives en un clima seco como húmedo, se trata de un paso que no debes saltarte.

A lo largo del día, el pelo no solo se engrasa y se ensucia, sino que sufre múltiples agresiones y adquiere un aspecto áspero, seco y opaco. Los acondicionadores y las mascarillas capilares tienen capacidad hidratante y reparadora, por lo que nos posibilitan recuperar parte del brillo perdido, dándole un aspecto más sano a nuestra melena. Hay un gran porcentaje de personas que omiten este paso de la rutina capilar; sin embargo, debes saber que equivale a la crema hidratante de nuestra piel. Es el momento en el que rehidratamos la fibra capilar y le devolvemos la elasticidad y el brillo.

Hidratar el pelo después de cada lavado es fundamental. Tras el lavado el champú ha eliminado parte del sebo que cubre nuestras cutículas, por lo que es el momento de aplicar los acondicionadores y las mascarillas capilares, los cuales, además, se adhieren mejor sobre el pelo limpio. ¡Existen champús hidratantes! Son los que conocemos como productos 2 en 1; aun así, es mejor realizar ambos pasos por separado y reservar esta opción para días en los que tenemos mucha prisa.

¿Son lo mismo los acondicionadores y las mascarillas capilares? Aunque se parecen, se diferencian en su densidad y su poder hidratante. Las mascarillas capilares contienen un menor porcentaje de agua en su fórmula; por lo tanto, son más densas y emolientes. Puedes usarlas con la frecuencia que necesites, ¡incluso a diario! Sobre todo si tu pelo está seco y deshidratado, puesto que contribuyen a sellar la cutícula del tallo piloso. Elegir un acondicionador, una mascarilla o una combinación de ambos depende de las características de tu pelo.

Eso sí, cuando los apliques ¡déjalos actuar! A diferencia de las cremas hidratantes que usamos sobre nuestra piel, la mayoría de los acondicionadores y mascarillas requieren aclarado. Sin embargo, cuanto menos tiempo estén sobre nuestra fibra capilar, menos efecto hidratante tendrán. ¡Mínimo 5 minutos! Recuerda: tanto si lo tienes liso como ondulado, lo importante es que mantengas el pelo bien hidratado.

Puntos clave

Love is in the hair

- La melanina es la encargada de dar el color a nuestro pelo.

- Arrancarse una cana no comporta la aparición de dos más, ni de tres ni de siete, y tampoco se multiplican si las cortamos.

- Podemos cambiar el color de nuestro pelo o bien aplicando color en la superficie del tallo piloso, o bien aplicando el pigmento en el interior del tallo piloso.

- Los cambios de forma temporal con los secadores y las planchas se pueden realizar gracias a las propiedades que tiene el pelo de absorber agua. Sin embargo, para modificar la forma de manera permanente hay que modificar la estructura de la fibra capilar.

- El agua no es suficiente para eliminar la suciedad del cabello.

- Lava tu cuero cabelludo y tu pelo con la frecuencia necesaria para que se mantengan limpios.

- Los acondicionadores y mascarillas capilares hidratan la fibra capilar, mejoran el aspecto del pelo y facilitan el peinado.

Capítulo 15

¿QUÉ ESCONDEN LAS UÑAS?

¿PARA QUÉ SIRVEN LAS UÑAS?

Nuestras uñas nos definen y dicen mucho de nosotros. Están siempre a la vista, forman parte de nuestra carta de presentación al mundo. Pero las uñas de las manos y de los pies no son únicamente un complemento. Más allá de lo estético, las uñas constituyen un aspecto muy importante de nuestro cuerpo. ¡Pueden incluso reflejar nuestro carácter! Alguien que se muerde las uñas probablemente sea una persona nerviosa.

Asimismo, las uñas son un reflejo de nuestra salud, por lo que debemos prestarles atención y mantenerlas en buen estado a lo largo de los años.

¿Para qué nos sirven las uñas si hoy en día no tenemos que excavar en la arena ni defendernos con «nuestras garras»? Si bien es cierto que, en parte, las uñas son un remanente evolutivo, ¡son mucho más que un detalle decorativo en la punta de los dedos!

Podríamos vivir sin ellas, pero nuestra vida no sería igual. Las uñas intervienen en la motricidad fina, en el sentido del tacto y en la prensión. Nos ayudan a coger los objetos y a movilizarlos con precisión. ¡Y protegen las puntas de nuestros dedos de los traumatismos repetidos! Gracias a ellas, las extremidades de nuestros dedos son mucho más resistentes.

Las uñas se exponen constantemente a agresiones externas que pueden dañar su aspecto, alterar su brillo y modificar su estructura. ¡No descuides su cuidado! Pese a tratarse de una parte pequeña de nuestro cuerpo, no por ello resulta menos relevante. Además, ten presente que también son importantes los pliegues que las rodean, la raíz donde nacen y las cutículas que las protegen. ¡Debemos mantener todo este conjunto de estructuras en el mejor estado posible!

¿Sabías que las uñas evolucionan a lo largo de la vida? Durante la infancia las uñas suelen ser flexibles y transparentes. En la edad adulta, las uñas tienden a volverse más duras y resistentes, y, en la senectud, pierden brillo, se tornan opacas, grisáceas, frágiles, y la lúnula tiende a desaparecer. ¡Cuídalas para que se mantengan sanas a pesar del paso de los años!

EL ESTADO DE TUS UÑAS REFLEJA EL DE TU SALUD

Las uñas bonitas no son solo para lucirlas, sino que dicen mucho sobre nuestro estado de salud interno. Una uña sana es de color rosado y tiene una media luna blanca en la base. Es fuerte y no se rompe con facilidad. Si bien es cierto que no todas las uñas son iguales, cualquier cambio en esta parte de tu cuerpo tiene que activar tu sistema de alarma. La uña, tanto por su color como por sus distintas formas, constituye un espejo de nuestro estado de salud.

Aunque algunos cambios en las uñas pueden deberse a factores externos sin importancia, es fundamental estar atento a las alteraciones y consultar a un especialista si el problema persiste. Los dermatólogos somos capaces de mirar tus manos y adivinar parte de lo que te ocurre. Pero no nos guiamos por líneas de la palma de la mano, sino por el aspecto y el estado de tus uñas. ¡No te sorprendas si te miramos las uñas, aunque no tengas ningún problema en ellas! Nos revelan muchos secretos y se necesitan años de estudio para aprender a interpretarlas.

Las uñas frágiles y quebradizas a veces reflejan deficiencias nutricionales, alteraciones hormonales, enfermedades sistémicas e infecciones. En presencia de hongos o bacterias, las uñas pueden adquirir color blanco, amarillo, verde, marrón o negro, y el color depende, en muchas ocasiones, del microorganismo implicado. Podemos tener también lunares bajo las uñas; hay que controlarlos muy de cerca para detectar a tiempo un melanoma. Existen muchísimas patologías que pueden afectar a esta pequeña parte de nuestro cuerpo.

De todos modos, ¡que no cunda el pánico! En la mayoría de los casos, las uñas quebradizas y estriadas no se asocian con una enfermedad, sino que son consecuencia de su deshidratación. El uso frecuente de esmalte de uñas, así como la exposición continuada a ciertos productos de limpieza del hogar y detergentes para la ropa, pueden alterar su estructura.

¿Sabías que las uñas también deben hidratarse? En general, con aplicar la crema de manos sobre su superficie es suficiente. Sin embargo, existen aceites diseñados especialmente para ellas en el caso de que requieran un extra de hidratación. ¡No las olvides!

¿DE QUÉ ESTÁN HECHAS LAS UÑAS?

Las uñas están formadas principalmente por queratina, una proteína fibrosa que el cuerpo produce de manera natural. Es la misma queratina que forma el pelo y que abunda en la capa superior de la piel, la epidermis. Sin embargo, a diferencia de lo que muchas personas creen, ¡las uñas poseen muy poco calcio!

Las uñas y el pelo están muy relacionados. ¡Tienen una composición muy similar! Tanto el pelo como las uñas están en constante crecimiento y se ven afectados enseguida cuando hay cambios en nuestro organismo. El estrés y las carencias nutricionales son dos ejemplos frecuentes que ocasionan que las uñas muestren un aspecto débil y el pelo tienda a quebrarse.

¿Cómo mantener las uñas sanas y fuertes? Una dieta rica en proteínas es fundamental para asegurar la correcta formación de queratina. Asimismo, el aporte de vitaminas y minerales como el hierro, el azufre y el zinc resulta básico. ¡Una alimentación equilibrada es esencial para mantenerlas en buen estado!

¿Y si no hay suficiente? Todas las carencias nutricionales deben tratarse inicialmente mediante una corrección de los hábitos alimentarios; sin embargo, cuando no hay suficiente, disponemos de suplementos orales que nos ayudan a suplir estas carencias. Son lo que conocemos como «nutricosméticos», los cuales contienen vitaminas, minerales, aminoácidos y antioxidantes a altas concentraciones y que, tomados en momentos puntuales, nos pueden ayudar a preservar el correcto crecimiento del pelo y de las uñas. ¿Qué componentes buscamos si queremos fortalecer las uñas? Principalmente cistina, biotina (y otras vitaminas del grupo B), cobre, hierro, zinc y azufre. Pero recuerda, un suplemento alimenticio nunca sustituye una dieta sana, variada y equilibrada, sino que la complementa.

¿A QUÉ VELOCIDAD CRECEN LAS UÑAS?

Unas uñas que crecen sanas y a una velocidad constante son el reflejo de un organismo saludable. No obstante, el ritmo de crecimiento de las uñas no siempre es el mismo. Varía de un dedo a otro y de una persona a otra; además, puede verse alterado en presencia de ciertas enfermedades internas, del estado nutricional y de la edad de la persona.

Aproximadamente las uñas de las manos crecen un milímetro a la semana. ¡Lo puedes calcular con facilidad cuando llevas hecha la manicura! Es curioso ver cómo, poco a poco, el esmalte se va desplazando y se aleja de la zona de la cutícula. Percibimos que esto ocurre muy rápido cuando queremos lucir unas uñas esmaltadas, pero los días pasan lentos cuando queremos dejarnos las uñas largas. ¡La percepción del tiempo es siempre relativa y subjetiva! De todos modos, estoy segura de que has percibido que las uñas de los pies tienen un ritmo ligeramente distinto.

¿Crecen igual de rápido las uñas de las manos y las uñas de los pies? Tal y como probablemente has apreciado, las uñas de los pies crecen mucho más despacio. Mientras que las uñas de las manos suelen tardar entre 6 y 8 meses en recambiarse por completo, las de los pies ¡pueden tardar más de un año!

¿Sabes a qué se deben estas diferencias? La verdad es que no hay un consenso general ni se ha llegado a determinar la causa concreta. Sin embargo, lo que está claro es que se trata de una cuestión evolutiva que viene derivada de la bipedestación.

Aprende más: Las uñas de los pies están sometidas al traumatismo repetido del calzado al caminar. Estos traumatismos son más evidentes cuando corremos o chutamos el balón en deportes como el fútbol. Por otro lado, la humedad del calzado favorece la infección por hongos. ¡El hongo se alimenta de queratina y daña el lecho ungueal! Mírate los pies y consulta con tu dermatólogo o tu podólogo si tus uñas sufren. Es importante cuidarlas con una buena higiene diaria, cortarlas de manera correcta y usar un calzado y unos calcetines adecuados. ¡Mima las uñas de tus pies!

MANICURA Y PEDICURA, ¿SÍ O NO?

Debemos mantener las uñas hidratadas y limpias para conservarlas sanas a lo largo de la vida. Cortarlas, limarlas e hidratarlas son las bases de la manicura y la pedicura. ¡Hidratar nuestras manos y mantener las uñas arregladas forma parte de un correcto autocuidado!

Las palabras «manicura» y «pedicura» significan literalmente cuidado de las manos y cuidado de los pies, y las uñas hay que cuidarlas, igual que cuidamos nuestra piel y nuestro pelo. A pesar de que solemos relacionar el término «manicura» con esmaltado, no tiene por qué ser así. ¡Tanto el esmaltado como el maquillaje son elementos decorativos opcionales!

No obstante, a pesar de que la manicura y la pedicura son tratamientos cosméticos a los que recurrimos para conservar las uñas sanas y con un buen aspecto, en ocasiones derivan en todo lo contrario. Cuando agredimos la uña o la piel que las rodea, aparecen los problemas. ¿Un ejemplo? El mal uso de las herramientas como las tijeras, los cortaúñas y las limas. Hay que evitar limarlas y cortarlas en exceso, y utilizar siempre los instrumentos apropiados para ello.

¡Cuidado con las cutículas! Las cutículas son parte de nuestra piel y se sitúan en la base de las uñas. Su función es esencial, ya que protegen y sellan la uña para evitar infecciones. ¡Se trata de una barrera que no debe ser retirada! Cualquier alteración de la cutícula, ya sea cortarla, estirarla o morderla, puede ocasionar problemas. Hidrátalas a diario con aceites o cremas y evita manipularlas con herramientas rígidas.

Pintarse las uñas es un hábito muy extendido; no obstante, debes saber que el esmaltado repetido, sea del tipo que sea, daña la uña y la vuelve áspera, sin brillo, amarillenta y frágil. ¡El uso frecuente y continuo de esmaltes y lacas deshidrata la uña! Tampoco se salvan los disolventes presentes en los quitaesmaltes como la acetona, que resecan la uña y la debilitan si se usan con excesiva frecuencia. Los esmaltes semipermanentes se adhieren fuertemente a la superficie de la uña, por lo que hay que tener un especial cuidado al retirarlos. ¡Recuerda que para fijarlos se usan lámparas UVA que inciden sobre la piel! Además, ten en cuenta que los esmaltes semipermanentes contienen unos productos llamados «acrilatos», unos conocidos alérgenos que pueden ocasionar una dermatitis de contacto en personas susceptibles. Algo similar ocurre con las uñas de gel. Aplicar esmaltes es una opción. Yo misma los uso de vez en cuando. Pero debes conocer las consecuencias y permitir que tus uñas se recuperen.

¿QUÉ SIGNIFICAN LAS MANCHAS BLANCAS EN LAS UÑAS?

Seguro que alguna vez has tenido unas pequeñas manchas blancas de 1 o 2 milímetros de grosor y que avanzan con el crecimiento de la uña. ¿Cuántas veces te han dicho que estas manchas son por falta de calcio? ¿O lo han relacionado con algún evento paranormal? ¡Alguien está pensando en ti! ¡Te van a hacer un gran regalo! ¡Te han salido por decir mentiras! Yo, por lo menos, he escuchado justificaciones de todo tipo.

Sin embargo, ninguna de ellas se corresponde con la realidad. ¡Las manchas blancas punteadas en las uñas suelen ser golpes! La causa está relacionada con la queratina y no con la falta de calcio. Cuando un traumatismo leve incide sobre la uña o la matriz ungueal, es probable que veamos aparecer esta característica mancha blanca que nos causa tanta curiosidad. Casi con certeza a todos nos han aparecido alguna vez.

En nuestro día a día recibimos múltiples microtraumatismos en los dedos. Golpes leves en las uñas, manicuras agresivas, cortes inadecuados de la cutícula o el hábito de morderse las uñas pueden provocar que emerjan estas pequeñas lesiones en las uñas.

¡Tal vez no recuerdes el origen! Recuerda que las uñas de las manos crecen aproximadamente un milímetro a la semana; por lo tanto, si la marca blanca está justo en la mitad de la uña y el golpe fue en la matriz, el traumatismo tuvo lugar unos meses antes. ¡Es normal que no lo asociemos!

En general, las manchas pequeñas de color blanco no deben preocuparnos y no requieren tratamiento. ¡Desaparecen con el crecimiento de la uña! Sin embargo, cuando la mancha es grande, se extiende de lado a lado, o la uña se vuelve más gruesa, hay que consultar al dermatólogo para descartar otras patologías. ¡La psoriasis o los hongos pueden causar lesiones similares!

¡NO TE MUERDAS LAS UÑAS!

¿Por qué hay tantas personas que se muerden las uñas? La acción de comerse o morderse las uñas se denomina «onicofagia» y debes saber que se trata de un hábito automático, adictivo e inconsciente que tiene un origen psicológico.

Morderse las uñas posee un efecto calmante en personas con elevada ansiedad que se muerden las uñas involuntariamente en situaciones de tensión, nerviosismo o estrés. En general, se trata de una costumbre que aparece durante la infancia y que, si no se corrige, puede persistir en la edad adulta.

El hábito de morderse las uñas, además de reflejar un rasgo psicológico y provocar problemas estéticos, ¡también comporta consecuencias físicas!

Morderse las uñas puede alterar la forma de los dientes y afectar a la salud de nuestras uñas. El traumatismo repetido hace que las uñas dejen de crecer correctamente e inflama los dedos. Asimismo, tanto en las manos como en la boca hay microorganismos que deben quedarse donde están. No es bueno trasladar los microorganismos de las manos a la boca ni aconsejable que la flora bacteriana oral se deposite sobre las pequeñas heridas que se originan tras el mordisqueo repetido. ¡Hay riesgo de infección!

Pero que no cunda el pánico. Si es tu caso, y te lo propones, puedes frenar el hábito. Rebajar el estrés al que estamos sometidos, mantener las manos ocupadas o tapar los dedos con tiritas sin duda facilitan el proceso, aunque en ocasiones se requiere un abordaje multidisciplinar por parte de dermatólogos, pediatras, psicólogos, psiquiatras y dentistas.

Puntos clave

¿Qué esconden las uñas?

- Las uñas están formadas principalmente por queratina y revelan nuestro estado de salud interno.

- Hidratar las manos y mantener las uñas arregladas y limpias forma parte de un correcto autocuidado.

- Las uñas de las manos crecen aproximadamente un milímetro a la semana.

- Las manchas blancas punteadas en las uñas suelen ser golpes.

- El hábito de morderse las uñas, además de reflejar un rasgo psicológico y provocarnos problemas estéticos, también comporta consecuencias físicas.

Capítulo 16

EL SUDOR. MITOS Y LEYENDAS

SUDAR ES NECESARIO

El cuerpo humano produce sudor para regular la temperatura corporal. Sudamos para mantenernos frescos en ambientes con temperaturas cálidas, al hacer ejercicio y en ocasiones en respuesta a situaciones que nos hacen sentir nerviosos, avergonzados o con miedo.

¡Tenemos millones de glándulas sudoríparas distribuidas por todo nuestro cuerpo! Aunque muchas personas lo consideran desagradable, sudar es imprescindible para conservar la temperatura corporal por debajo de los 37 °C y, de este modo, permitir el correcto desarrollo de las funciones del organismo. Hay que dejar de rechazar el sudor y empezar a aceptarlo como algo natural y necesario.

Como hemos visto en el capítulo «Emociones y sensaciones», cuando tenemos frío los vasos sanguíneos de la piel se estrechan y desvían su sangre hacia el interior de nuestro organismo para mantenernos calientes, mientras que cuando tenemos calor los vasos sanguíneos se dilatan posibilitando que haya un mayor flujo de sangre hacia nuestra piel. Sin embargo, cuando las temperaturas son muy altas, o cuando tenemos fiebre, esta vasodilatación no es suficiente y sudamos con el objetivo de conseguir una refrigeración extra. ¡La vasodilatación, unida a la secreción de sudor por las glándulas sudoríparas, nos refresca mucho más!

¿Qué ocurre cuando sudamos? Cuando se activan nuestras glándulas, se humedece la superficie de la piel y tiene lugar un fenómeno que conocemos como «transpiración». El sudor se evapora al entrar en contacto con el aire, y en consecuencia disminuye la temperatura de nuestra piel. Sudar es, por lo tanto, una función esencial.

Aprende más: La anhidrosis es la incapacidad de sudar con normalidad. Si no sudas (transpiras), el cuerpo no disminuye su temperatura. Esto puede provocar aumento excesivo de la temperatura corporal y, en ocasiones, un golpe de calor que puede llegar a ser mortal.

NO TODO EL SUDOR ES IGUAL

Los humanos poseemos millones de glándulas sudoríparas distribuidas por todo el cuerpo, pero no todo el sudor es igual. Debes saber que disponemos de dos tipos de glándulas sudoríparas distintas y que cada una de ellas tiene una distribución y una secreción características.

Por un lado, las glándulas sudoríparas ecrinas se localizan en todo el cuerpo; son muy abundantes en las palmas de las manos, en las plantas de los pies, en la frente y en la espalda. Producen un líquido incoloro e inodoro formado sobre todo por agua y sales minerales que desemboca directamente en la superficie de nuestra piel. Se encargan, por lo tanto, de la regulación de la temperatura corporal. Son las que se activan cuando sudamos al hacer deporte, cuando tenemos mucho calor o cuando nos ponemos nerviosos.

Por otro lado, las glándulas sudoríparas apocrinas se concentran por lo general en las axilas y la zona genital. Estas glándulas se activan en la pubertad y aunque están en involución y actualmente su importancia en el ser humano es escasa, en el resto de los mamíferos son las encargadas de la secreción de las feromonas. A diferencia de las glándulas sudoríparas ecrinas, las glándulas apocrinas no participan en la regulación de la temperatura, sino que forman parte del folículo piloso junto a las glándulas sebáceas; su activación marca el inicio de la edad reproductora. La secreción de las glándulas apocrinas es de por sí más densa, contiene lípidos y proteínas, y se mezcla con el sebo producido en las glándulas sebáceas adyacentes. ¿Por qué huele el sudor en estas zonas? Te lo cuento a continuación.

¿POR QUÉ HUELE EL SUDOR?

El mal olor corporal es una condición molesta y desagradable que en muchas ocasiones está vinculada con el sudor. Técnicamente se conoce como «bromhidrosis» y ocurre en particular en las axilas y en los pies.

El olfato está conectado con la parte más primitiva del cerebro y, por tanto, muy relacionado con las respuestas primarias. Los olores corporales propios y ajenos son, en definitiva, una de las cosas que más nos atraen y que, a la vez, más rechazo nos producen. Desprender un aroma desagradable es algo que, sin duda, incomoda y acompleja.

De todos modos, debes saber que el mal olor no está causado por el propio sudor, ya que este es habitualmente inodoro, sino por los productos de degradación de las bacterias y levaduras que se alimentan del sudor en estas zonas.

En las axilas, como hemos comentado, hay dos tipos de glándulas sudoríparas: las ecrinas, que humedecen la superficie de nuestra piel, y las apocrinas, que tienen una secreción más densa y rica en lípidos y proteínas. ¡Esta secreción apocrina es el alimento de muchos microorganismos! Cuando las bacterias presentes en la piel descomponen las secreciones apocrinas, producen amoníaco y ácidos grasos de cadena corta que son los responsables del mal olor. Esto explica por qué el sudor de las axilas huele y el de la frente, no. Además, no olvidemos que las axilas son lugares oscuros y húmedos donde las bacterias y los hongos crecen con facilidad, por lo que se crea un ambiente idóneo para su crecimiento. De ahí que también sean habituales las infecciones en esta área de nuestro cuerpo.

En los pies sucede una reacción similar. Solemos llevar calzado cerrado durante muchas horas, algo que junto al sudor excesivo, la humedad y la falta de ventilación favorece el crecimiento de bacterias y hongos.

¿Sabías que algunos alimentos también pueden influir en el olor del sudor? Aunque el sudor es principalmente inodoro, los restos de la digestión pueden alterar un poco el olor corporal. Es el caso de algunas especias, la cebolla, el ajo y los alimentos ricos en azufre. Una vez más, ¡somos lo que comemos!

Para controlar el olor, debemos mantener la piel limpia y no descuidar nunca la higiene de ciertas zonas corporales como los pliegues y las zonas interdigitales de los pies. Lavar la ropa con regularidad es esencial, así como prescindir de zapatos cerrados que dificulten la transpiración. Evita la ropa ajustada y los tejidos sintéticos tanto en tus camisetas como en tus calcetines, pero si el problema persiste, no dudes en consultar con tu dermatólogo.

¿SUDAR ADELGAZA Y ELIMINA TOXINAS?

Un mito muy extendido asegura que cuanto más sudas, más adelgazas y más toxinas eliminas. Pero ninguna de estas cosas es cierta.

El sudor es uno de los mecanismos de excreción que tiene nuestro organismo, pero su composición es un 99 % agua. El 1 % restante se reparte entre sales minerales como el sodio y el cloro, y otros electrolitos.

La cantidad de toxinas eliminadas por el sudor es, por lo tanto, mínima. El hígado, los riñones y el intestino son los principales encargados de eliminar los productos de degradación de nuestro cuerpo.

¿Te has preguntado alguna vez por qué el sudor es salado? Son el sodio y el cloro que se excretan junto al agua los que le dan al sudor su sabor salado. ¡El sudor es una mezcla de agua y sal! Se trata de algo muy similar a lo que ocurre en las lágrimas, ¡que también son saladas!

Sudar tampoco es sinónimo de adelgazar o perder grasa. Lo que ocurre al sudar es que perdemos agua, es decir, nos deshidratamos. Y eso nos da una falsa sensación momentánea de pérdida de peso. ¡Un litro de agua pesa 1 kilogramo! La pérdida de peso relacionada con el sudor es consecuencia de la deshidratación, lo que a su vez no resulta bueno para el cuerpo. Rehidratarse es fundamental. ¡Si sudas, bebe agua!

Aprende más: A pesar de que cada vez hay más bebidas destinadas a la rehidratación, debes saber que en la composición de las bebidas isotónicas, además de agua y sales minerales, también encontramos hidratos de carbono de absorción rápida. ¡Como el azúcar libre en forma de glucosa! Tomarlas de vez en cuando tras una competición, o un entrenamiento profesional de alta intensidad, no supone un problema, pero no es recomendable utilizarlas como bebidas habituales o sustitutivas del agua.

CUANDO SUDAR ES UN PROBLEMA

¡No podemos decidir cuándo sudamos! La sudoración está controlada por el sistema nervioso autónomo, que funciona de manera automática ante los cambios de temperatura o situaciones como el miedo o el estrés. Sin embargo, en algunas ocasiones, se dispara de modo excesivo y sin previo aviso.

No disponemos de una herramienta exacta que nos permita definir la sudoración excesiva en términos de cantidades de sudor, pero cuando la sudoración intensa interfiere con la vida diaria y las actividades normales probablemente estamos frente a un caso de hiperhidrosis.

La hiperhidrosis puede afectar a toda la superficie de la piel, pero suele estar limitada a las palmas de las manos, las plantas de los pies y las axilas. Se desconoce su causa exacta, pero parece que existe una gran influencia genética que origina una hiperactivación de las glándulas sudoríparas ecrinas frente a mínimos estímulos, y que se estimula de manera exagerada en situaciones de estrés y ansiedad.

Pese a que no supone un grave problema de salud, es muy limitante y puede acarrear enormes consecuencias psicológicas. Los que la padecen tienden a sentir vergüenza, frustración, pensamientos obsesivos, conductas de evitación y ansiedad anticipatoria, que estimulan aún más la sudoración y empeoran el problema.

Hay que dejar de rechazar el sudor y empezar a verlo como algo natural y necesario en nuestro organismo. Sudar es normal. Se trata de uno de los muchos tabúes que tenemos en nuestra sociedad.

Ahora bien, si se convierte en un problema, disponemos de diversos tratamientos que nos permiten controlar la sudoración excesiva. Entre ellos destacan los antitranspirantes, la toxina botulínica, la iontoforesis, ciertos medicamentos orales e incluso intervenciones quirúrgicas. Si es tu caso, te recomiendo que consultes con tu dermatólogo para hacer frente al problema y buscar soluciones. La hiperhidrosis no es algo que haya que arrastrar como si fuese una carga. ¡Existen tratamientos efectivos!

DESODORANTES Y ANTITRANSPIRANTES: ¿CONOCES LAS DIFERENCIAS?

Socialmente la sudoración tiene ciertas connotaciones negativas, por lo que no es de extrañar que se hayan desarrollado múltiples productos dirigidos al control de su secreción y su olor. Aunque en nuestro día a día utilizamos el término «desodorante» para todo, debes saber que existen ciertas diferencias.

Los desodorantes, como su nombre indica, son productos diseñados para reducir o eliminar el olor. Lo hacen previniendo el crecimiento de las bacterias, que descomponen las secreciones, y enmascarando el olor con perfumes. Contienen ingredientes que absorben la humedad, aunque no regulan la secreción de sudor. Con los desodorantes se controla el olor, ¡pero se suda igual!

Sin embargo, los antitranspirantes, aparte de productos antimicrobianos, perfumes y otros componentes, poseen la capacidad de controlar la secreción de sudoración por su contenido en sales de aluminio. Los productos antitranspirantes actúan sobre las glándulas sudoríparas ocluyendo, de modo parcial y reversible, el conducto de la glándula y reduciendo así la cantidad de sudor producida. En definitiva, los antitranspirantes te ayudan a estar seco.

Como en todo, interferir en las funciones fisiológicas puede tener alguna consecuencia. Pese a que estos productos en principio son inocuos, las sales de aluminio pueden irritar la piel, por lo que su uso prolongado no se recomienda en pieles sensibles. Además, al ocluir los poros pueden ocasionar patologías más graves como las infecciones de las glándulas o la aparición de abscesos. Lo ideal, por tanto, es limitar su uso a situaciones que realmente lo requieran. Recuerda que sudar es normal.

Puntos clave

El sudor. Mitos y leyendas

- El cuerpo humano produce sudor para regular la temperatura corporal.

- Los humanos tenemos millones de glándulas sudoríparas distribuidas por todo el cuerpo.

- Sudar no es sinónimo de adelgazar ni perder grasa.

- La cantidad de toxinas eliminadas por el sudor es mínima.

- El mal olor corporal se conoce técnicamente como «bromhidrosis» y se debe a los productos de degradación de las bacterias.

- Sudar en exceso se conoce como «hiperhidrosis» y tiene tratamiento.

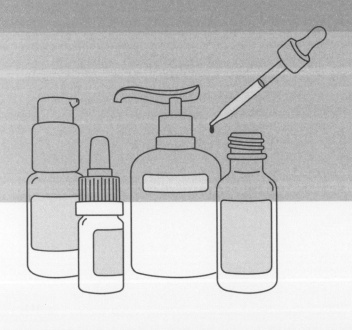

Parte 6

CUIDA TU PIEL

Las arrugas del espíritu
nos hacen más viejos que las de la cara.

MONTAIGNE

Capítulo 17

INGREDIENTES QUE FUNCIONAN

COSMÉTICOS Y COSMECÉUTICOS

¿Te has preguntado alguna vez qué es exactamente un cosmético? Un cosmético es todo aquel producto o sustancia de uso externo que se aplica de manera superficial sobre alguna parte del cuerpo con el objetivo de mejorar su aspecto, apariencia, color u olor. Los cosméticos hacen referencia a la belleza, limpian, perfuman y embellecen la piel. En definitiva, los cosméticos cumplen una función estética.

El concepto «cosmecéutica» nace de la fusión entre las palabras «cosmética» y «farmacéutica»; engloba todos aquellos productos que hacen algo más que lo que define la ley de la cosmética. ¡Los cosmecéuticos transforman nuestra piel!

Los cosmecéuticos contienen ingredientes biológicamente activos que, sin ser invasivos, consiguen resultados evidentes. Son los que conocemos como «ingredientes estrella». Los cosmecéuticos también tienen fines estéticos, ya que actúan sobre la piel sana para mejorarla y no para curarla. No obstante, los cosmecéuticos poseen la capacidad de penetrar en capas más profundas; actúan dirigidos a un problema específico. ¡Resultan mucho más eficaces!

Debes saber que para etiquetar un producto como cosmecéutico no basta con decirlo, sino que hay que demostrarlo. Los cosmecéuticos cuentan con estudios clínicos que respaldan su eficacia, ya sea para mejorar el aspecto de la piel o para retrasar su envejecimiento; y además, pasan controles estrictos de seguridad.

Debido a que tienen la capacidad de tratar y mejorar el aspecto de nuestra piel, es conveniente que su uso esté supervisado por un dermatólogo o un farmacéutico que conozca la piel del paciente y personalice o controle su tratamiento. Son los productos que marcan un antes y un después en tu piel y, sin duda, nuestros favoritos.

Aprende más: Es importante aprender a leer las etiquetas de los productos antes de comprarlos. El INCI (nomenclatura internacional de ingredientes cosméticos) tiene como objetivo estandarizar el nombre de los ingredientes presentes en un producto cosmético. ¡El fabricante no está obligado a indicar la concentración de cada ingrediente para conservar el secreto de la fórmula! Sin embargo, en la etiqueta los ingredientes deben detallarse en orden de mayor a menor concentración.

EL INGREDIENTE ESTRELLA

Cuando se promociona un producto, se suele incidir mucho en su ingrediente estrella. Ingredientes activos hay muchísimos y, con frecuencia, oímos hablar de ellos sin saber exactamente lo que son, cómo actúan, si funcionan de verdad o si le convienen a nuestra piel. ¡El marketing invade nuestras vidas!

En este capítulo voy a darte unas pinceladas acerca de los activos más relevantes y con los que solemos trabajar. Así, la próxima vez que te hablen de un cosmético entenderás e identificarás mejor sus propiedades. En la actualidad existe mucho interés en la cosmética con ácidos. Los ácidos están de moda, y no es de extrañar, ya que han demostrado ser muy eficaces. Estoy segura de que has oído hablar del ácido hialurónico, del ácido ascórbico, de los alfa y beta hidroxiácidos y del ácido retinoico. Pero poco o nada tienen que ver los unos con los otros. Elegir productos inadecuados para la piel es contraproducente. ¡No todos los activos sirven para todas las pieles!

Además, nunca debes olvidar que un cosmético es un conjunto de ingredientes. Y un mismo ingrediente puede tener funciones muy diversas. Que un ingrediente tenga más o menos actividad, o desarrolle principalmente una función u otra, va a depender en gran parte de la fórmula final.

Cuando elegimos un producto debemos fijarnos en las concentraciones y la estructura de las moléculas, los excipientes, su presentación y su conservación. De este modo, podemos valorar la eficacia del ingrediente estrella y la absorción que tenga sobre la piel. ¡Productos con ingredientes similares no tienen por qué ser iguales! Hay que considerar cada producto de manera global, no nos debemos guiar únicamente por su ingrediente estrella. ¡La elección es más complicada de lo que parece!

Aprende más: Elegir un producto u otro depende del tipo y del estado de la piel de cada persona, de la zona de la piel en la que se aplique y del efecto que se quiera lograr. ¿Un ejemplo? El ácido glicólico a baja concentración en formato crema hidrata la piel seca, pero a mayor concentración en formato gel es ideal para una piel con acné. Seleccionar correctamente los ingredientes y las presentaciones de los productos evita muchos errores.

¿CREMA, SÉRUM, EMULSIÓN, ACEITE O LOCIÓN?

Aunque la efectividad de un producto depende en gran parte de la concentración de sus activos, la acción de los ingredientes puede variar también según las características de la textura final. ¡La presentación marca la diferencia! Y hay que saber fijarse en estos detalles. Una crema y un sérum no solo divergen en su densidad sino también en su textura y concentración de ingredientes, y esto determina que los principios activos se absorban en mayor o menor cantidad. ¿Quieres aprender a distinguirlos?

Los ungüentos son las presentaciones más densas que encontramos en el mercado y se trata de formulaciones muy grasas. Tienen efecto oclusivo y suelen reservarse para zonas muy secas como las plantas de los pies.

Una pomada posee alto contenido en grasa y bajo en agua, y se usa habitualmente como presentación base de muchos medicamentos tópicos, ya que su textura facilita la penetración de los principios activos.

Una crema es una fórmula en la que se mezcla un componente graso con una base acuosa. Pueden ser más o menos densas en función de la mezcla, pero se caracterizan por ser muy hidratantes. ¡Es la presentación más extendida!

Los aceites se mantienen líquidos a temperatura ambiente y pueden ser de origen vegetal o mineral. Se extienden fácilmente y contribuyen a restaurar la barrera lipídica de nuestra piel. Una emulsión es una fórmula fresca y ligera que se obtiene habitualmente de dos líquidos que no pueden mezclarse. En las emulsiones O/W, o aceite en agua (del inglés *oil in water*), hay pequeñas gotas de aceite suspendidas en agua. Por el contrario, en las emulsiones W/O, o agua en aceite (del inglés *water in oil*), quedan gotas de agua suspendidas en el aceite. El tipo de emulsión, es decir, si es agua en aceite, o aceite en agua, hará que el producto sea más consistente o fluido.

Un sérum suele ser una emulsión con una gran concentración de principios activos. Suele tener una textura ligera y de fácil absorción gracias a la cual los activos penetran más profundamente.

Los geles son fórmulas con base acuosa con una textura muy ligera. Su aspecto es gelatinoso y transparente. No aportan grasa y son ideales para aplicar ingredientes activos en pieles con exceso de sebo. ¡También es la textura de muchos productos de higiene!

Finalmente, las lociones son formulaciones líquidas a base de agua que se usan sobre todo en áreas pilosas como la cabeza, y suelen tener efecto refrescante y calmante porque se evaporan con facilidad.

ALFA Y BETA HIDROXIÁCIDOS

Los hidroxiácidos son moléculas ácidas que mediante distintos mecanismos aumentan la velocidad del ciclo de renovación de las células y promueven su descamación. ¡Realizan una exfoliación superficial de la piel sin necesidad de fricción! Los hidroxiácidos mejoran la textura de la piel, pero hay que ir con cuidado, ya que si no se usan de forma adecuada pueden irritarla.

Dentro de los hidroxiácidos, distinguimos tres familias principales: los alfahidroxiácidos o AHA, los betahidroxiácidos o BHA y los polihidroxiácidos o PHA.

Los alfahidroxiácidos o AHA se caracterizan por ser hidrosolubles (solubles en agua); son muy eficaces para mejorar la textura y la calidad de la piel. Actúan en la capa más superficial de la piel, retiran células muertas y aportan luminosidad. Se extraen mayoritariamente de los vegetales y sus beneficios son conocidos desde la Antigüedad.

El ácido glicólico proviene de la caña de azúcar; es el AHA que posee la estructura más simple y menor peso molecular.

Esto le otorga una mayor capacidad de penetración en la piel y un gran poder exfoliante que ayuda a atenuar las arrugas superficiales y unificar el tono. También actúa reduciendo la secreción sebácea, favoreciendo la formación de colágeno y proporcionando una profunda hidratación gracias a su capacidad de captar agua. El ácido glicólico es, por lo tanto, uno de los ingredientes estrella de los cosméticos. Otros AHA son el ácido mandélico, que proviene de las almendras; el ácido láctico, que se extrae de los fermentos del *Lactobacillus*; el ácido málico, que se obtiene sobre todo de las manzanas, y el ácido tartárico, fundamentalmente de la uva.

En general, los AHA actúan como exfoliantes, mejoran el tono y la textura de la piel, y suavizan las arrugas de expresión. Además, el uso regular de AHA disminuye la pérdida de agua a través de la piel, y algunos como el glicólico o el láctico poseen también una gran capacidad hidratante.

Los betahidroxiácidos o BHA son lipofílicos (solubles en aceite), por lo que tienen mayor capacidad de penetración y resultan muy útiles en pieles grasas con exceso de producción de sebo, puntos negros y acné. El más conocido es el ácido salicílico, que además tiene propiedades antiinflamatorias y antibacterianas. Gracias a su liposolubilidad, penetra muy bien en las áreas oleosas de la piel y extrae con facilidad las células muertas que obstruyen los poros.

Los polihidroxiácidos o PHA son los menos conocidos. Entre ellos destacan la gluconolactona y el ácido lactobiónico, caracterizados por su mejor tolerancia en pieles sensibles.

Como ves, ¡existen muchos tipos de hidroxiácidos! Sin embargo, aunque cada ingrediente tiene unas características determinadas, su efectividad también va a depender del pH de la fórmula y de su concentración en el producto. Si el pH es demasiado alto, los ácidos no actuarán correctamente. ¡Hay que fijarse en el producto global y no solo en el ingrediente estrella!

Aprende más: Aunque el ácido láctico se puede obtener de la lactosa (azúcar de la leche), la mayor parte del ácido láctico empleado comercialmente deriva del uso de bacterias como los *Lactobacillus* que se usan para fermentar fuentes de carbohidratos.

RETINOIDES TÓPICOS

La familia de los retinoides es bastante extensa, pero en ella destacan el ácido retinoico y el retinol, dos formas distintas de vitamina A con efectos similares aunque no idénticos. Aunque comparten buena parte de su composición, debemos aprender a diferenciarlos.

El ácido retinoico o tretinoína es un medicamento, y por este motivo solo se puede usar bajo prescripción médica. El ácido retinoico estimula la formación de colágeno y elastina, aumenta el recambio celular, reduce las arrugas, revierte el daño solar, mejora las marcas de acné y atenúa las manchas gracias a su efecto despigmentante. Además, el ácido retinoico reduce la secreción de grasa, mejora la textura de la piel y el aspecto de los poros, y posee efecto antioxidante. ¡Lo tiene todo!

Es la molécula más eficaz, pero también con la que hay que tener más precaución, ya que irrita y enrojece la piel. Por este motivo, lo reservamos para tratamientos intensos y siempre de la mano del dermatólogo. Si se emplea de manera incorrecta, puede ser peor el remedio que la enfermedad.

El retinol es un precursor del ácido retinoico menos potente e irritante, aunque mantiene su eficacia en el tratamiento de las manchas, las marcas de acné y el envejecimiento cutáneo. Puede encontrarse en una multitud de fórmulas cosméticas sin necesidad de prescripción médica. Su potencia depende sobre todo de su concentración, pero siempre es recomendable empezar con bajas concentraciones e ir aumentando según la tolerancia. ¡También puede irritar! Así pues, a pesar de ser un producto cosmético, si quieres potenciar sus beneficios te recomiendo que lo incorpores siguiendo los consejos de un profesional.

Hay algo importante que debes saber: Todos ellos están contraindicados durante el embarazo y la lactancia, por lo que hay que sustituirlos por otros activos transformadores durante esta etapa de la vida.

Tanto la luz como el oxígeno disminuyen la eficacia de la vitamina A en cualquiera de sus variedades y derivados, de ahí que los productos con ácido retinoico o retinol se comercialicen en envases opacos. Además, estos productos son fotosensibilizantes. Por este motivo, los derivados de la vitamina A deben aplicarse siempre por la noche, así como combinarse con un protector solar de amplio espectro por las mañanas. Si quieres incorporarlos en tu rutina, hazlo siempre bajo el consejo de un profesional, quien te ayudará a controlar y tratar las irritaciones en caso de que aparezcan.

Aprende más: Dentro de la familia de los retinoides tópicos destacan también el retinaldehído, con un efecto menos potente que el retinol, y el adapaleno que se usa frecuentemente para tratar las lesiones de acné. Los retinoides orales, como la isotretinoína, son medicamentos que nos ayudan en el tratamiento de las lesiones de acné, pero que también contribuyen a combatir el envejecimiento prematuro.

VITAMINA C

La vitamina C, también conocida como «ácido ascórbico», es un potente antioxidante que nos gusta incorporar de manera tópica en prácticamente todas las rutinas. Resulta muy eficaz en el tratamiento y la prevención del envejecimiento, ya que nos ayuda a neutralizar los radicales libres y a proteger la piel del daño ocasionado por el estrés oxidativo. Además, la vitamina C interviene en la síntesis de colágeno y elastina, por lo que también previene y trata las pequeñas arrugas finas superficiales.

A diferencia de lo que muchas personas creen, ¡la vitamina C no promueve la aparición de manchas en la piel! De hecho, ocurre todo lo contrario, pues la vitamina C tiene un efecto despigmentante gracias a la inhibición de la tirosinasa, una enzima necesaria para la síntesis de melanina. La vitamina C tópica nos ayuda a unificar el tono y a devolver la luminosidad a la piel.

La encontramos comercializada en diversas presentaciones como las cremas, los sérums y las ampollas. Los dermatólogos nos decantamos por una u otra en función de las características de la piel de cada paciente. Pero, cuidado, ¡no todos los productos con vitamina C son iguales! En este sentido, hay que ir con precaución y no caer en la trampa de la publicidad. Que un producto asegure contener vitamina C no quiere decir que esta vaya a ser efectiva sobre tu piel.

Su efectividad va a depender de la pureza, de la concentración y del pH en el cual esté formulada. De manera óptima, debemos buscar productos que la contengan en forma de ácido L-ascórbico, es decir, pura, en su forma ácida y estructura levógira. Además, debes saber que la vitamina C es muy inestable, se oxida fácilmente con la luz y con el oxígeno, por lo que las presentaciones más estables suelen ser en envases pequeños y opacos que aseguren que la fórmula permanezca estable una vez abierta.

La vitamina C es buena tanto de día como de noche. Si bien es cierto que se trata de un activo fotosensible, es decir, que se inactiva con el sol, no es fotosensibilizante, por lo que no altera ni afecta a nuestra a piel a la hora de la exposición solar. Aplicada por la mañana, la vitamina C nos protege del estrés oxidativo al que estamos sometidos a lo largo del día, como la radiación ultravioleta, la contaminación y el estrés. Aplicada por la noche, nos ayuda a neutralizar los radicales libres y a reparar la piel.

¿Sabías que hay antioxidantes que trabajan mejor juntos? Así sucede con la vitamina C, la vitamina E y el ácido ferúlico. En estos casos, las combinaciones resultan ganadoras.

En ocasiones, los productos con vitamina C pueden irritar la piel; y la mayor parte de las veces esto se debe al pH bajo que tienen las fórmulas. De todos modos, si es tu caso, no la abandones y déjate asesorar para encontrar una presentación que se adapte correctamente al estado de tu piel.

ÁCIDO HIALURÓNICO

El ácido hialurónico es un polisacárido viscoso que está presente de manera natural en nuestra dermis; nos ayuda a mantener la piel hidratada, tersa y rellena. Pero también es un activo muy interesante que forma parte de muchos productos cosméticos.

Aunque su nombre nos confunde, no se trata de un ácido agresivo, sino que su función principal es la de hidratar la piel. El ácido hialurónico posee una gran capacidad para retener agua, por lo que se ha convertido en uno de los ingredientes estrella de múltiples cremas y tratamientos. ¡El ácido hialurónico es capaz de retener hasta mil veces su peso en agua! En contacto con el agua, el ácido hialurónico se hincha y permite aportar un extra de hidratación. Actúa como una esponja. Por lo tanto, al aplicarlo sobre la piel, nos ayuda a prevenir y tratar la deshidratación. Además, tiene un ligero efecto relleno.

Sin embargo, debes saber que no todos los productos que contienen ácido hialurónico son iguales. El peso molecular del ácido hialurónico que encontramos en los cosméticos es muy variable; eso hace que unos productos sean mejores que otros, o más o menos adecuados para cada tipo de piel. El ácido hialurónico de alto peso molecular es una molécula grande incapaz de penetrar a través de nuestra piel, por lo que permanece en la superficie, retiene agua y proporciona hidratación. Sin embargo, el ácido hialurónico de bajo peso molecular es una molécula más pequeña que puede actuar en mayor profundidad. ¡Hay que tenerlo en cuenta!

En medicina estética, el ácido hialurónico también es un producto muy usado, pues se puede inyectar en la dermis. De este modo, se atraen moléculas de agua que promueven la hidratación y alisan la piel, se consigue un efecto relleno de las arrugas, y se estimulan y activan los fibroblastos de la dermis. Inyectado, se puede aplicar como mesoterapia con el fin de hidratar la piel, o como material de relleno para mejorar surcos, perfilar labios e incluso redefinir la forma del puente nasal.

¡No confundas los rellenos de ácido hialurónico con la toxina botulínica! Se trata de un error muy frecuente. Aunque ambos tratamientos poseen un efecto rejuvenecedor, nada tiene que ver el uno con el otro. Sintetizando mucho, el ácido hialurónico rellena e hidrata la piel, mientras que la toxina botulínica relaja los músculos eliminando las arrugas de expresión como las que aparecen en el entrecejo, en la frente o en el contorno de ojos. La toxina botulínica no tiene efecto volumen, sino que nos permite prevenir y tratar la aparición de arrugas gracias a su efecto neuromodulador.

Aprende más: El relleno de los pómulos, de surcos nasogenianos y de las arrugas alrededor de los labios se realiza habitualmente con ácido hialurónico. ¡El uso de silicona líquida está prohibido! Son pocos los productos de relleno que se encuentran indicados para lograr su cometido estético sin atentar contra la salud, por lo que siempre debes acudir a centros regulados y ponerte en manos de profesionales cualificados.

ÁCIDO AZELAICO

Se trata de un ácido de origen natural derivado del centeno, el trigo y la cebada y es otro de los ingredientes estrella que los dermatólogos solemos recomendar.

Gracias a sus propiedades antiinflamatorias y antiseborreicas es un excelente activo en el tratamiento del acné y la rosácea. Además, tiene una acción antibacteriana sin ser un antibiótico. Por eso no ocasiona resistencias ni influye excesivamente en la composición de nuestra flora cutánea.

También posee una acción queratolítica, que realiza una exfoliación superficial de la epidermis ayudando a retirar el exceso de células muertas que obstruyen los poros. Por otra parte, se utiliza en fórmulas despigmentantes ya que interfiere en la producción de melanina, de ahí su eficacia en el tratamiento de las manchas e hiperpigmentaciones como el melasma.

Aunque puede causar irritación, enrojecimiento y descamación al inicio del tratamiento, en general, se tolera muy bien y resulta una muy buena alternativa para aquellas personas que no toleran los retinoides o los hidroxiácidos.

NIACINAMIDA

La niacinamida es la forma activa de la niacina o vitamina B3. ¡No es un ingrediente nuevo! Aunque estoy segura de que probablemente has oído hablar poco de él.

Se trata de una vitamina hidrosoluble, muy estable, con bajo peso molecular y una excelente tolerancia, por lo que va bien en casi todas las pieles.

La niacinamida posee propiedades antiinflamatorias, ayuda a disminuir la irritación y el enrojecimiento facial, así que suele estar presente en productos formulados para pieles sensibles. Tiene también propiedades seborreguladoras, por lo que junto a su actividad antiinflamatoria desempeña un papel en el tratamiento de las lesiones de acné. Asimismo, se ha demostrado su capacidad despigmentante, así como su poder para estimular la producción de colágeno y elastina. ¡También es un potente antioxidante! Y contribuye a reducir la pérdida de agua transepidérmica.

La niacinamida tiene un ligero efecto antiglicación, de ahí que sea un ingrediente interesante para incluir en las rutinas de pieles maduras y con signos de fotoenvejecimiento.

De todos modos, aunque la niacinamida puede estar presente en múltiples productos cosméticos, no olvides que no todos los productos sirven para todas las pieles. Como siempre, debemos tener en cuenta su formulación y su presentación en gel, en crema o en sérum, a la hora de valorar si el producto en cuestión es adecuado para el estado de la piel que queremos cuidar y tratar.

ÁCIDO KÓJICO

El ácido kójico es un potente despigmentante. Inhibe la síntesis de melanina, reduce las manchas y ayuda a que no aparezcan nuevas. Además, ¡tiene propiedades antioxidantes! Se usa para el tratamiento del melasma, atenuar los léntigos solares y combatir el fotoenvejecimiento.

En general, el ácido kójico se tolera bien y no es fotosensibilizante. De todos modos, si tenemos en cuenta que lo que buscamos es reducir las hiperpigmentaciones, aunque los despigmentantes se suelen aplicar de noche, es evidente que su uso se debe combinar siempre con una buena protección solar por la mañana. En un tratamiento despigmentante no solo debemos eliminar las manchas, sino evitar que salgan nuevas. ¡Recuerda que el sol es uno de los principales culpables!

Aprende más: El ácido kójico deriva del hongo koji. El hongo koji es un hongo empleado en la cocina japonesa para fermentar tanto la soja para producir miso y salsa de soja como el arroz para la elaboración del sake. Sus propiedades se descubrieron tras observar la inusual blancura de la piel de las manos de quienes se dedicaban a la elaboración del licor de arroz tradicional japonés.

HIDROQUINONA Y ARBUTINA

La hidroquinona constituye otro potente despigmentante que actúa mediante la inhibición de la síntesis de melanina. Resulta muy efectiva, pero tiene muchos efectos secundarios y siempre debe aplicarse bajo supervisión médica. La hidroquinona es fotosensible, puede irritar la piel y provocar la aparición de manchas grisáceas en ella. ¡Justo lo contrario de lo que buscamos! Además, su uso debe ser puntual y no debe aplicarse durante más de tres meses. No recurras a ella si no te la receta tu médico.

La arbutina tiene un efecto similar a la hidroquinona, por lo que también se usa como despigmentante en el tratamiento de melasma y otras hiperpigmentaciones, pero se tolera mucho mejor. Se recomienda aplicarla por las noches, siempre combinada con una buena protección solar por las mañanas.

ACEITES VEGETALES

Los aceites vegetales forman parte de múltiples productos cosméticos, tanto hidratantes como de limpieza. Llevan usándose desde hace cientos de años y, aunque existen menos estudios científicos que los avalen, sí que disponemos de mucha información sobre sus usos tradicionales.

Hay una gran variedad de aceites vegetales que se diferencian en función del fruto, la flor, la semilla o la raíz de los que se extraen. De todos modos, independientemente de su origen, la mayoría son muy ricos en ácidos grasos insaturados, entre los que destacan los omega 3, 6 y 9, que les proporcionan un gran poder hidratante y nutritivo. Además, contienen antioxidantes presentes de forma natural, como las vitaminas A, C y E. ¡Un auténtico cóctel de ingredientes!

El aceite vegetal por excelencia es sin duda el aceite de rosa mosqueta, que se obtiene por prensado en frío de las semillas del árbol *Rosa moschata* o *Rosa rubiginosa*. Favorece la hidratación y regeneración de los tejidos, por lo que no es de extrañar que tenga tan buena fama en el tratamiento de las cicatrices y las estrías. El aceite de rosa mosqueta no puede eliminar una cicatriz, pero sí que puede ayudar a que nuestra piel se recupere en mejores condiciones.

El aceite de borraja se obtiene de la prensión en frío de las semillas de borraja y nutre e hidrata, a la vez que regula la secreción de las glándulas sebáceas. Al tratarse de un aceite no comedogénico, en muchas ocasiones se incluye en productos hidratantes para pieles grasas. El aceite de jojoba posee propiedades parecidas y, además, es rico en vitamina E, por lo que tiene alto poder antioxidante. Al aceite de onagra, también rico en omega 6 y antioxidantes, se le atribuyen propiedades antiinflamatorias. Y el aceite de argán, originario de Marruecos, es más conocido por sus aplicaciones sobre el cabello.

Existen muchísimos aceites vegetales más, como el de almendras, de aguacate, de sésamo o de macadamia, y actualmente se están recuperando muchos de sus usos tradicionales.

¿Y el aceite de coco? Pese a que su uso está muy extendido, debes saber que es comedogénico y, por lo tanto, favorece la aparición de acné y puntos negros si lo aplicamos en el rostro. Como ves, aunque parecidos, no son todos iguales. ¡No debemos sustituir unos por otros! Cada tipo de piel es diferente y, como en todo, es bueno informarse bien y asesorarse por profesionales para elegir los ingredientes más apropiados.

Aprende más: No es lo mismo un aceite vegetal que un aceite esencial. Los primeros se obtienen mediante prensión en frío y son ricos en ácidos grasos insaturados, mientras que los segundos se obtienen habitualmente por destilación y contienen compuestos aromáticos volátiles con propiedades asociadas a la planta o al fruto del que proceden. Los aceites esenciales están muy concentrados, por lo que se desaconseja aplicarlos directamente sobre la piel; para utilizarlos se requieren ciertas precauciones de uso y conocimientos sobre la materia.

Puntos clave

Ingredientes en cosmética

- Que un ingrediente tenga más o menos actividad va a depender de la fórmula final y no solo de su ingrediente estrella.

- No todos los productos sirven para todas las pieles.

- Los alfahidroxiácidos son hidrofílicos y los betahidroxiácidos son lipofílicos. El ácido glicólico, el ácido mandélico, el ácido láctico, el ácido málico y el ácido tartárico son alfahidroxiácidos. El ácido salicílico es el betahidroxiácido más conocido.

- En la familia de los retinoides destacan el ácido retinoico y el retinol.

- La vitamina C es un potente antioxidante que nos gusta incorporar de manera tópica en prácticamente todas las rutinas.

- El ácido hialurónico es capaz de retener hasta mil veces su peso en agua y posee propiedades hidratantes.

- En medicina estética, el ácido hialurónico se usa para rellenar e hidratar, mientras que la toxina botulínica se emplea para relajar los músculos que originan las arrugas de expresión.

Capítulo 18

CUIDA TU PIEL EN POCOS PASOS

MENOS ES MÁS

No olvides que en cosmética hay mucho marketing. Existen miles de productos que prometen mantener tu piel sana y perfecta a corto y largo plazo, y se promocionan rutinas que contienen innumerables pasos. Pero ¿realmente es así? ¿O nos estamos dejando llevar por el consumismo?

Debes cuestionarte lo que ves y lo que lees. Los productos que ves anunciados en todas partes, los que están de oferta en ese momento o los que usa la gente de tu alrededor quizá no son los adecuados para tu piel. Cuidar la piel no debe ser un gasto, sino una inversión. Para ello, lo ideal es que te asesores antes de adquirir un producto cosmético y que dejes tu piel en manos expertas. Elige con acierto los productos que tu piel necesita y sé constante. No existen productos milagro, pero sí rutinas efectivas.

¿Sabías que es posible cuidar la piel con unos sencillos pasos? Las prisas y la falta de tiempo tienen que dejar de ser una excusa. En ocasiones, menos es más. ¡Y en cosmética se cumple esta norma!

Limpiar, hidratar, reparar, fotoproteger y transformar son los cinco puntos esenciales que debe incluir una rutina. Por mucho que salgan nuevos productos al mercado, estos cinco pasos han sido, siguen siendo y es probable que lo sean en el futuro los verdaderamente imprescindibles. Además, una rutina sencilla y efectiva te permite ser más constante y se puede mantener a largo plazo sin dificultades.

Aprende más: En ocasiones, estos cinco puntos esenciales se pueden simplificar todavía más. ¿Un ejemplo? Elige un protector solar que hidrate muy bien o un producto hidratante que contenga antioxidantes y/o transformadores. ¡Se reducen pasos y se simplifica la rutina!

PASO 1. LIMPIEZA

La limpieza supone un paso clave para mantener una piel sana. Una buena higiene es fundamental para eliminar los restos de células muertas, el exceso de sebo, las partículas contaminantes y los restos de producto que se acumulan en nuestra piel y sobre los poros. Si no limpiamos nuestra piel correctamente, nada de lo que hagamos a continuación tendrá sentido.

En el rostro, hay que llevarla a cabo tanto por la mañana como por la noche. Limpiar la piel por la mañana eliminará el exceso de sebo y células muertas. Hacerlo por la noche además eliminará los restos de maquillaje, polución y suciedad que hemos acumulado a lo largo del día. Para ello, disponemos de diversos productos como los geles y las espumas limpiadoras, las aguas micelares, las leches de limpieza y también los limpiadores en aceite. ¡No todos actúan igual! Por eso es importante aprender a diferenciarlos.

El agua micelar es un producto revolucionario que ha aparecido en los últimos años. Está formulado a base de micelas, las cuales le dan el nombre. Las micelas son partículas capaces de atraer la suciedad y el sebo del rostro, aislándolos y transportándolos a través del agua para eliminarlos de la superficie de la piel. ¡Son también muy útiles como desmaquillante! Además, como no resecan la piel se toleran muy bien en pieles sensibles y ayudan a retirar el exceso de sebo de las pieles grasas. El agua micelar se aplica en el rostro con la ayuda de un disco de tela o algodón, y mediante pequeños movimientos circulares, se consigue que las micelas capten la suciedad.

Las leches y los aceites de limpieza son también una excelente opción, sobre todo en pieles más secas. En ocasiones los encontramos como parte de aguas micelares bifásicas, lo que facilita el proceso de desmaquillar. ¡Elegir uno u otro, o una combinación, va a depender principalmente del estado de tu piel!

Los geles y las espumas limpiadores son productos clásicos que siguen siendo muy efectivos. Sin embargo, te recomiendo elegir los que son de tipo *syndet* (*synthetic detergent*) para que respeten el pH de la piel y la composición de la barrera hidrolipídica. Los geles y las espumas suaves son aptos para todos los tipos de piel, pero son especialmente útiles en las pieles grasas con exceso de sebo.

¿Has oído hablar de la doble limpieza? La doble limpieza consiste en aplicar dos productos en lugar de uno para realizar una correcta limpieza del rostro. Como en muchas ocasiones aplicamos diversos productos sobre nuestra piel, retirarlos no es fácil y la limpieza debe ir un paso más allá. En el primer paso se usan productos lipofílicos como el agua micelar, la leche limpiadora o el aceite, que no necesitan aclarado. En el segundo paso, se usan productos hidrofílicos como el gel o la espuma limpiadora, que sí necesitan aclararse. Lo ideal es realizar una doble limpieza, como mínimo por la noche, para limpiar la piel en mayor profundidad. Si eliges los productos adecuados, no por tener dos pasos va a ser más agresiva.

Y los tónicos, ¿cuándo se aplican? Los tónicos no son productos de limpieza y existe mucha confusión en torno a ellos. La función de los tónicos, como su nombre indica, es la de tonificar la piel y mantener el pH equilibrado, sobre todo cuando el agua con la que nos aclaramos es dura o alcalina y corremos el riesgo de alterar el pH de nuestra piel. Hoy en día la mayoría de los limpiadores son muy respetuosos con la piel y, en muchas ocasiones, los productos hidratantes poseen también la capacidad de equilibrar el pH de la piel. Por este motivo, el tónico es un paso importante pero no siempre imprescindible. ¡Hay que valorar la rutina en global!

Aprende más: Para optimizar la limpieza con los geles y las espumas, se ha desarrollado recientemente lo que se conoce como «limpieza facial sónica». ¿Sabes en qué consiste? Se trata de un tipo de limpieza en la que se incorporan unos dispositivos electrónicos con un cabezal que suele ser de silicona. Actúan mediante ultrasonidos y facilitan la eliminación de las células muertas, a la vez que estimulan la microcirculación. ¡Son totalmente opcionales! Pero si quieres incorporarlos a tu rutina, lo ideal es hacerlo en un segundo paso junto a los geles o las espumas limpiadoras. No obstante, debes tener cuidado si tu piel es sensible o sufres acné, ya que el estado de tu piel podría empeorar con la fricción.

PASO 2. HIDRATACIÓN

Tras limpiar la piel del rostro debemos hidratarla; para ello hay que elegir un producto que se ajuste a nuestras necesidades. Hidratar la piel de la cara es un paso fundamental. Pero no caigas en el error de pensar que cuanta más crema te pongas, más hidratada estará tu piel. Todo en su justa medida. No satures tu piel con productos que no necesitas.

En general, las pieles grasas necesitan cremas hidratantes más fluidas y las secas, texturas más untuosas. Parece sencillo, pero hay que acertar bien con el producto, ya que una crema muy grasa puede desencadenar un brote de acné si se aplica en una piel que no está preparada para ello. En pieles grasas es importante que elijas productos no comedogénicos y preferentemente *oil-free*. ¡Recuerda que los términos «no comedogénico» y *oil-free* no son equivalentes! Para que un cosmético sea etiquetado como no comedogénico, debe superar una prueba que asegure que no favorece el desarrollo de comedones ni la oclusión de los poros, así que esto último es lo que nos debe guiar en el momento de elegir un producto.

En la actualidad encontramos activos hidratantes en prácticamente todos los productos que aplicamos sobre nuestro rostro. La mayoría de los protectores solares hidratan y los sérums y cremas que contienen antioxidantes y activos transformadores también hidratan. Hay muchos productos «2 en 1» o «3 en 1». Por lo tanto, elegir una crema que sea exclusivamente hidratante no debe obsesionarte. Aunque la hidratación es un paso esencial, en algunas ocasiones no es necesario que usemos un producto específico para ello. Hay que valorar la rutina de manera global y adaptarla a cada persona.

La zona del contorno de ojos merece una mención especial. La piel de los párpados y las ojeras es fina, delgada y seca. Por lo tanto, los productos diseñados para hidratar esta zona proporcionan un extra de hidratación y suelen incluir ingredientes con propiedades descongestivas para mejorar el aspecto de la ojera.

¿Y en el cuerpo? Los productos hidratantes corporales son también importantes. Una piel seca es más propensa a presentar irritaciones, descamaciones y eccemas. No olvides que la piel de nuestro cuerpo también envejece, por eso requiere cuidados. Para poder regenerarse correctamente y mantener una capa hidrolipídica en buen estado, la piel del cuerpo necesita tener un nivel de humedad óptimo que, en muchas ocasiones, debe aportarse de manera externa. ¡Recuerda que la piel seca se hidrata con cremas! Elegir un producto hidratante corporal no suele ser difícil, pero a veces es un paso que olvidamos; no hay que pasarlo por alto.

Aprende más: Los productos hidratantes destinados al contorno de ojos suelen contener vitamina K. ¡Se trata de un ingrediente estrella! La vitamina K es una vitamina liposoluble que contribuye a mejorar la circulación sanguínea y nos ayuda a aliviar las rojeces, por lo que es una gran aliada para mejorar el aspecto de la zona de la ojera.

PASO 3. ANTIOXIDANTES

Si hay algo que no debe faltar en tu rutina son los antioxidantes. Recuerda que un antioxidante es una molécula capaz de bloquear los radicales libres, es decir, las sustancias causantes de la oxidación en la piel y el envejecimiento cutáneo prematuro.

Es tan importante incorporarlos en la dieta como en los productos cosméticos. Aplicar antioxidantes directamente sobre nuestra piel ¡tiene muchos beneficios! Nos protegen de las agresiones externas y nos ayudan a prevenir el daño que estas ocasionan en nuestras células. Además, la vía tópica nos permite aplicarlos a una mayor concentración.

Elegir un producto con antioxidantes como la vitamina C, la vitamina E, los polifenoles, el ácido ferúlico o el resveratrol es, por lo tanto, fundamental. Los solemos encontrar en sérums y en cremas, así que podemos incorporarlos perfectamente en todas las rutinas. ¡Y se pueden combinar entre ellos para lograr mayor eficacia! Elegir una u otra presentación va a depender del estado de tu piel y sus necesidades; para ello, resulta esencial dejarse aconsejar por un profesional. ¡Lo ideal es usarlos todo el año!

¿Por la mañana o por la noche? No hay una respuesta ni una combinación única; según las necesidades, se pueden aplicar una o dos veces al día. Cuando los aplicamos por la mañana, nos ayudan a defender la piel de los radicales libres generados por la radiación solar, la polución y los cambios de temperatura. Cuando los aplicamos por la noche, nos ayudan en el proceso de reparación celular. Desde mi punto de vista, la vitamina C nunca debe faltar por las mañanas, pero hay que valorar cada rutina de manera individual. ¡Y combinaciones hay muchas!

Finalmente, debes saber que existen en el mercado múltiples productos que contienen antioxidantes en su composición, pero que, en ocasiones, no son fórmulas activas o no contienen la concentración necesaria de antioxidante para lograr el efecto deseado. Como he comentado en el capítulo anterior, un ejemplo frecuente es el de la vitamina C, que para que se absorba correctamente debe estar formulada en un pH muy bajo, y se debe distribuir en envases que impidan que se degrade con la radiación solar y el oxígeno. ¡Ocurre lo mismo que con los vegetales frescos! Cuando una fruta madura, no solo cambia su sabor y apariencia física, sino que también pierde sus propiedades y sus antioxidantes pierden eficacia. ¡Para acertar, déjate asesorar!

PASO 4. PROTECCIÓN SOLAR

Ahora que ya sabes que la radiación solar constituye una de las principales causas de envejecimiento cutáneo, ¿aún crees que proteger tu rostro del sol es algo secundario? La fotoprotección es el mejor remedio para prevenir el envejecimiento prematuro, de ahí la importancia de aplicar protector solar a diario tanto en verano como en invierno. ¡La piel de la cara está expuesta todo el año!

Cuando llega el momento de elegir el protector solar, nos asaltan las dudas. Y más cuando sabemos que hay que aplicarlo cada día. ¿Qué protector solar es el más adecuado? Cada año tenemos una mayor variedad de productos: diferentes factores de protección, diversas texturas y acabados, productos con color y efecto maquillaje, resistentes al agua, brumas, geles, diseñados para piel grasa, con ingredientes activos que tratan las manchas... De todos ellos, debes elegir uno que ofrezca una protección alta y de amplio espectro, pero que además se adapte al estado de tu piel y a tu estilo de vida. El mejor protector solar es aquel que se utiliza, y, por lo tanto, resulta fundamental que te sientas a gusto aplicándolo a diario.

¿Qué valor de FPS recomendamos? El protector solar ideal debe tener una protección alta o muy alta para asegurar el bloqueo eficiente de la radiación UVB. A pesar de que la intensidad de la radiación UVB pueda variar en función de la altitud, la latitud, la nubosidad y la hora del día, y, en teoría, sus efectos nos perjudiquen más o menos en función de nuestro fototipo, los dermatólogos recomendamos aplicar diariamente un FPS 30 o 50 independientemente del fototipo y de la intensidad de la exposición. La mayoría de las personas no cumplen ni las cantidades ni las frecuencias de aplicación necesarias, y con un FPS alto nos aseguramos de que nuestros pacientes estén bien protegidos.

¿Debemos aplicar protector solar en interiores? Recuerda que gran parte de la radiación solar traspasa las ventanas, sobre todo la luz visible y la radiación UVA, las cuales están directamente implicadas en el fotoenvejecimiento. Sin duda la intensidad es menor pero no por ello despreciable.

¿Se puede usar el protector del cuerpo para la cara? Por poder, se puede. Sin embargo, ahora que conoces las diferencias en la piel de las diversas áreas de nuestro cuerpo, entenderás que cada zona tiene unas necesidades distintas. La piel de la cara, en general, tiende a ser más grasa; por eso hay que optar por formulaciones que sean no comedogénicas y libres de aceite, que suelen ser además las más ligeras y agradables.

PASO 5. TRANSFORMACIÓN

Otro punto imprescindible en la rutina es el de mejorar el aspecto de la piel a largo plazo. Para ello necesitamos incorporar ingredientes activos que actúen sobre nuestra piel y, además de hidratarla, nos aporten otros beneficios como atenuar las manchas, mejorar la textura de la piel, minimizar las arrugas superficiales o tratar una patología como el acné o la rosácea.

En la transformación usamos muchos de los ingredientes estrella que he resumido en el capítulo anterior y que se hallan en los productos cosméticos que conocemos como cosmecéuticos. Este paso solemos recomendarlo por la noche; y según el estado de la piel y sus necesidades, nos decantamos por una crema o un sérum que contenga activos transformadores como los alfahidroxiácidos, los betahidroxiácidos, los retinoides o despigmentantes, entre otros.

Cuando se trabaja con ácidos es recomendable empezar por aquellos menos potentes y aumentar, poco a poco, su concentración para mejorar la tolerancia de los productos. Asimismo, inicialmente se suelen introducir una o dos noches a la semana para observar cómo reacciona la piel. No olvides que la mayoría de ellos aumentan la sensibilidad de la piel al sol, por lo que es imprescindible el uso del protector solar por la mañana.

Elegir uno u otro, o una combinación, queda en manos de los expertos del cuidado de la piel. Hay que ser cauteloso, sobre todo cuando hablamos de cosméticos que contienen activos transformadores como los ácidos. La valoración debe ser individualizada, así que lo ideal es que te los recomiende un profesional que conozca tu piel.

¿Y LA EXFOLIACIÓN?

¡La exfoliación es siempre un tema que causa debate! La piel se renueva una vez al mes gracias a la descamación; pero podemos acelerar el proceso mediante diversas estrategias.

La exfoliación mecánica es aquella en la que empleamos productos cosméticos que, por su textura granulada y su aplicación mediante movimientos circulares de fricción, eliminan las células muertas de la piel. Con el fin de conseguir el granulado, que puede ser más o menos grueso, se añaden micropartículas de diversos tamaños entre las que destacan los cristales, las semillas y los microplásticos, los cuales por fortuna se usan cada vez menos. En la exfoliación física ejercemos una fricción sobre las capas superficiales de la epidermis, por lo que, tal y como habrás imaginado, constituye un método que realizado de manera reiterada puede resultar agresivo. Lo mismo ocurre cuando frotamos con cepillos y esponjas: pueden aparecer microerosiones. La piel puede inflamarse y la barrera hidrolipídica, debilitarse; por lo que hay que usarlos siempre con precaución. La exfoliación mecánica no es imprescindible; además, no se recomienda en pieles sensibles e inflamadas ni en pacientes con lesiones de acné. ¡El remedio puede ser peor que la enfermedad! La inflamación de la piel puede aumentar por efecto de la fricción repetida.

Existe otro tipo de exfoliación que, en vez de usar micropartículas, emplea activos exfoliantes. Es lo que conocemos como «exfoliación química». Recuerda que la mayoría de los hidroxiácidos tienen efecto exfoliante, ya que aceleran la renovación epidérmica. Algo similar ocurre con los retinoides y sus propiedades queratolíticas, por lo que, en muchos casos, cuando usamos estos activos transformadores los exfoliantes físicos quedan en un segundo o tercer plano.

¿Has oído hablar de los exfoliantes enzimáticos? Este tipo de exfoliación se basa en el empleo de enzimas para deshacer las uniones entre células muertas y desprenderlas, de ahí que no haya que friccionar la piel. ¡Son una alternativa muy interesante para exfoliar la piel! Sin embargo, su uso está menos extendido. Entre sus ingredientes más conocidos, destaca la papaína, que se extrae de la papaya, la cual provoca la ruptura de enlaces en las proteínas.

¿Y los *peelings* químicos profundos? Nos referimos a ellos cuando usamos los ácidos a altas concentraciones. Un *peeling* bien realizado puede ofrecer resultados increíbles en un corto período de tiempo; no obstante, son tratamientos que deben hacerse en consulta y por profesionales capacitados, ya que pueden ocasionar quemaduras

Aprende más: Existe una confusión generalizada entre los términos *peeling* y «exfoliante», pues ambos hacen referencia a eliminar las capas más superficiales de la piel. Sin embargo, a pesar de ser prácticamente sinónimos, por lo general nos referimos a exfoliación cuando se realiza mediante arrastre mecánico y a *peeling* cuando, en lugar de friccionar, eliminamos las células muertas por acción química a la vez que se favorece la regeneración celular.

¿Y LAS MASCARILLAS FACIALES?

Las mascarillas para la cara se han convertido en el producto estrella de muchas marcas de belleza, pero ¿son realmente necesarias?

Desde mi punto de vista constituyen un paso opcional. ¡Deben considerarse un extra! Sin embargo, si tenemos en cuenta que el simple hecho de dedicarnos un rato a nosotros mismos ya conlleva un impacto beneficioso sobre nuestra piel, la mascarilla tiene un motivo válido para existir.

Si las usas, debes hacerlo justo después de la higiene facial, sobre la piel limpia, y dejarla actuar el tiempo indicado. ¡No por dejarlas más rato van a hacer más efecto!

Hay mascarillas de todo tipo. Hidratantes, reafirmantes, exfoliantes, de arcilla, de carbón, con efecto flash, con efecto calor o efecto frío... Las hay para todas las edades y necesidades, por eso es muy importante fijarse en su composición. Su indicación y frecuencia de uso varían en función de sus componentes, pero todas comparten un efecto común: la sensación de bienestar cuando las aplicamos.

Las mascarillas pueden incorporarse a cualquier hora, pero sin duda uno de los mejores momentos para aplicarlas es por la noche, justo antes de irnos a la cama. Lograrás alcanzar una sensación de relax extra que te ayudará a conciliar el sueño. ¡Haz que el ambiente sea idóneo! Regálate unos minutos para ti y acompáñalos con música relajante y aromaterapia.

EL ORDEN DE LOS PRODUCTOS

¿Qué va antes, el sérum o la crema? ¿El fotoprotector se aplica antes o después del maquillaje? Tienes ya casi todos los productos y ahora te invaden las dudas. ¿Cuál es el orden correcto de aplicación de los productos? Si tienes en cuenta los cinco pasos esenciales, y el ejemplo de rutina que resumiré a continuación, no vas a fallar. De todos modos, creo que no está de más explicarte que habitualmente aplicamos los productos en función de su textura, empezando siempre por los más ligeros y finalizando con los más densos. ¡Te dejo una guía resumen!

1. Limpieza
2. Tónico
3. Sérum
4. Contorno de ojos
5. Crema hidratante
6. Fotoprotector
7. Maquillaje

El primer paso siempre es el mismo, tanto por la mañana como por la noche. Recuerda que, en la doble limpieza, en primer lugar usaremos un producto sin aclarado como el agua micelar y, en segundo lugar, un producto en gel o espuma. A continuación, aplicaremos el tónico para equilibrar el pH que suele aumentar después de la limpieza.

Llega el momento del sérum. Los sérums poseen una concentración de activos muy elevada. Su consistencia suele ser ligera y se absorbe con facilidad, por lo que es el primer producto que aplicamos sobre la piel limpia y tonificada. Su fórmula está tan concentrada que basta con unas gotas de producto. Los hay ricos en antioxidantes o en activos transformadores, así que en función de sus «ingredientes estrella» los preferiremos por la mañana o por la noche.

Justo después llega el turno del contorno de ojos. Se trata de una de las zonas del rostro con la piel más delgada y frágil; en consecuencia, no deberías pasar este paso por alto.

Ahora le toca a la crema hidratante. Recuerda que menos es más y que no hay que saturar la piel. En muchas ocasiones, los sérums hidratan, y los protectores solares hidratan a la vez que protegen, por lo que, por la mañana, la crema hidratante puede ser opcional en algunos casos. Por la noche, la crema nos aportará un extra de hidratación, pero si además contiene activos transformadores trataremos nuestra piel y mejoraremos su aspecto mientras dormimos.

Finalmente, lo único que nos faltaría sería aplicar un protector solar de amplio espectro por la mañana. Se trata de un paso imprescindible que te recomiendo realizar a diario tanto en verano como en invierno.

Y el último paso, aunque opcional, es el maquillaje. ¡El maquillaje siempre debe aplicarse sobre una piel previamente hidratada! Lograrás mejor resultado cosmético.

UN EJEMPLO PRÁCTICO

Cada piel necesita una solución personalizada y la rutina del cuidado de la piel se debe adaptar a cada caso. Antes de establecer una rutina cosmética, resulta imprescindible llevar a cabo una entrevista detallada con la persona implicada y valorar su piel, idealmente en vivo o a través de un vídeo o fotos. ¡Es lo que usamos en telemedicina! Una vez que se obtiene toda esta información, teniendo en cuenta sus gustos y necesidades, se elabora una rutina personalizada.

Plantear una rutina sin realizar un estudio previo de las necesidades de cada persona no es recomendable. Sin embargo, voy a darte unas pinceladas de los pasos fundamentales que requiere, bajo mi criterio, una rutina adecuada para una persona con una piel equilibrada y sin patologías. ¡Espero que te sirva de guía!

Desde mi punto de vista, en una rutina lo esencial es emplear el menor número de productos posibles pero que funcionen. Además, ten en cuenta que lo ideal es que una rutina se valore en conjunto. ¡Prescribir productos puntuales puede ser contraproducente! Es importante saber si las diversas fórmulas son compatibles y si se complementan; de ahí que tener conocimientos de dermatología, química, fisiología y farmacología sea fundamental. Recuerda que no hay productos milagro, sino rutinas efectivas.

Por las mañanas es importante realizar una correcta limpieza facial, aplicar un sérum o una crema hidratante rica en antioxidantes como la vitamina C, un contorno de ojos y un buen protector solar de amplio espectro que se adapte al estado de tu piel. Al elegir un fotoprotector debemos valorar la cosmeticidad del producto, el tipo de piel y el estado de la piel de cada persona. ¡No sirve cualquiera! Finalmente, recuerda que el maquillaje, el cual es opcional, debe ser lo último que apliques; en este sentido, los protectores solares con color son un excelente aliado para minimizar pasos en el día a día.

Por las noches es también imprescindible una buena higiene. En este caso, realizar una doble limpieza resulta más que recomendable. Tras ello, aconsejo incorporar un producto de cuidado nocturno que incluya principios activos transformadores de la familia de los hidroxiácidos o los retinoides, e intensificar la exfoliación de manera puntual según el caso. ¿Qué productos elegir? Todo depende de las necesidades de tu piel, por lo que es necesaria una valoración previa para escoger uno u otro en función de lo que te preocupa y de lo que quieres mejorar.

¿Se puede simplificar todavía más la rutina? Evidentemente. Los activos transformadores y los antioxidantes son recomendables pero opcionales. Una rutina muy básica puede componerse solo de limpieza, hidratación y protección solar. Lavar la cara mañana y noche, aplicar protector solar por la mañana e hidratar de manera correcta la piel por la noche puede ser una opción válida en muchos casos.

Finalmente, no olvides que una dieta equilibrada, practicar ejercicio a diario y un buen descanso nocturno constituyen también elementos cruciales de tu rutina. Todos estos puntos actúan de manera sinérgica, y son esenciales para mantener una piel sana y bonita a lo largo de los años.

Puntos clave

Cuida tu piel en pocos pasos

- Los cinco pasos esenciales que debe incluir una rutina son limpiar, hidratar, reparar, fotoproteger y transformar.

- Cada piel necesita una solución personalizada y la rutina debe adaptarse a cada caso.

- Lavar la cara mañana y noche es fundamental para eliminar los restos de células muertas, el exceso de sebo, las partículas contaminantes y los restos de producto que se acumulan en nuestra piel.

- La fotoprotección resulta imprescindible para prevenir el envejecimiento prematuro de la piel.

- Los antioxidantes deben incluirse tanto en la dieta como en los productos cosméticos; junto a la incorporación de ingredientes activos como los hidroxiácidos o los retinoides, nos permiten mejorar el aspecto de la piel.

Capítulo 19

DESMONTANDO ALGUNOS MITOS

LOS POROS NI SE CIERRAN NI DESAPARECEN

Los poros de la cara y todo lo relacionado con ellos, su tamaño, su aspecto y su color, crean una gran preocupación. Todos soñamos con que desaparezcan, aunque debes saber que los poros no se pueden cerrar. Existen muchos productos cosméticos que aseguran cerrar los poros, si bien esto es imposible. Esta promesa se emplea en muchas campañas de marketing, pero poco tiene que ver con la realidad. ¡Que no te engañen!

Como he explicado en capítulos anteriores, los poros son los orificios a través de los cuales los folículos pilosos y las glándulas se abren a la piel. ¡Son esenciales! De todos modos, aunque realmente no sea posible cerrar el poro, se puede mejorar su aspecto si disminuimos su tamaño. Prevenir su aparición y tratar los poros dilatados es factible mediante una correcta limpieza diaria. Un poro libre, limpio y desobstruido resulta mucho menos evidente a la vista.

No obstante, en ocasiones una higiene adecuada no es suficiente, por lo que es recomendable añadir ingredientes activos que realicen una exfoliación química suave y regulen la producción de sebo y queratina, como el ácido glicólico, el ácido salicílico o el retinol. Pero no todo sirve para todos, así que ponte en manos de profesionales para elegir los productos que más se adapten a tu caso. Además, la combinación con *peelings* químicos faciales en consulta u otros tratamientos dermoestéticos en manos de especialistas también es clave. Recuerda que la única forma de que el poro parezca más pequeño es que esté prácticamente vacío de residuos.

Aprende más: El tamaño de los poros de la cara es diferente en cada tipo de piel y en cada persona, y suelen estar más dilatados en pieles grasas. El exceso de sebo, las células muertas y las pequeñas partículas derivadas de la contaminación ambiental se depositan en estos pequeños orificios y contribuyen a que sean mucho más visibles. El paso de los años y la exposición solar crónica también contribuyen a aumentar el diámetro de los poros, pero en este caso el aumento de tamaño es secundario a la pérdida de firmeza de la piel.

LOS PUNTOS NEGROS ¿POR QUÉ SON NEGROS?

Ahora que tenemos claro qué son los poros, quiero explicarte exactamente en qué consisten los puntos negros. Los puntos negros, también llamados «espinillas» o «comedones abiertos», no son otra cosa que el exceso de sebo, queratina, pigmento y células muertas que se acumulan en el interior de los poros.

Cuando los restos celulares mezclados con grasa que se acumulan dentro de los poros entran en contacto con el exterior, se oxidan, se ensucian y se oscurecen. Debes saber que la exposición a la contaminación y al humo del tabaco empeora más la situación.

De hecho, si te fijas bien, cuando se realiza una limpieza facial y se extrae un punto negro solo la parte externa del contenido es negra. El material que no está en contacto con el exterior se mantiene de color blanquecino, puesto que nunca estuvo en contacto con el aire.

¿Y por qué se acumula contenido en el interior de los poros? Como hemos visto antes, el exceso de producción de sebo hace que la grasa se acumule en el interior del poro y lo dilate. Además, cuando no hay una correcta renovación celular, la queratina también queda atrapada. Si a esto le añadimos un exceso de células muertas, tendremos un poro bloqueado lleno de contenido. Por este motivo, cuando no hay una correcta limpieza y exfoliación, y se acumulan células muertas en la superficie de nuestra piel, empeora el problema.

¡No manipules tus puntos negros! Si bien es cierto que algunos puntos negros se pueden eliminar simplemente apretando la piel con suavidad, no te lo recomiendo. Al presionar, corremos el riesgo de inflamar nuestra piel y de que aparezca una inflamación o infección en la zona conocida como «foliculitis» que puede generar marcas y cicatrices. ¡Ponte en manos expertas y déjate guiar por profesionales! Los puntos negros son fáciles de combatir si se sigue una rutina adecuada.

Para tratarlos y evitar que vuelvan a aparecer, es muy importante llevar a cabo una correcta limpieza que elimine el exceso de grasa, de suciedad, y que retire el exceso de células muertas. ¡La doble limpieza es clave! El uso de productos transformadores como el retinol, el ácido glicólico o el ácido salicílico también es esencial. ¡Es importante que el empleo de estos principios activos se realice bajo las recomendaciones de un experto! Son ácidos que irritan y hay que dejarse aconsejar para usarlos correctamente.

LA PIEL NO RESPIRA, TRANSPIRA

Probablemente todos lo tenemos claro, pero... ¿cuántas veces oímos y leemos las frases «la piel respira» o «hay que dejar respirar a la piel»? Si hay algún yogui leyéndome ahora, seguro que también le viene a la mente el momento en el que en clase se incita a inhalar y exhalar el aire por todos los poros de la piel. Aunque estoy de acuerdo en que imaginarlo es una sensación muy agradable, que nos ayuda a controlar nuestros pensamientos, a meditar y a relajarnos, resulta técnicamente imposible. El uso del sentido común es importante en todos los aspectos de la vida; debemos tenerlo muy bien desarrollado para no caer en las trampas de la publicidad cosmética.

Muchos de nosotros cuando aludimos a dejar respirar la piel, realmente nos referimos a dejar descansar la piel, a no aplicar maquillaje en exceso y a limpiarla de manera correcta con el objetivo final de intentar no obstruir los poros. Y en eso estoy totalmente de acuerdo. Pero debemos usar los términos adecuados para evitar confusiones.

La piel humana no inhala, ni exhala ni es capaz de absorber oxígeno directamente del aire. Esto último solo es posible en algunos animales como los anfibios o los anélidos, que realizan el intercambio gaseoso a través de su epidermis cuando están en ambientes muy húmedos o en contacto con el agua. En nuestro caso, el oxígeno que inhalamos a través de la nariz y la boca, y que entra en nuestro sistema mediante el intercambio gaseoso que tiene lugar en los pulmones, llega a la piel mediante los vasos sanguíneos.

Lo que sí que hace nuestra piel es transpirar, es decir, secretar sudor por parte de las glándulas sudoríparas para regular la temperatura corporal, una de las funciones principales de nuestra piel. ¡Recuerda todo lo que aprendiste en el capítulo «El sudor. Mitos y leyendas»!

¿QUÉ ES UNA PIEL ASFIXIADA?

¿Alguna vez has escuchado el término «piel asfixiada»? Ahora que sabemos que la piel no respira, queda claro que la expresión «tener una piel asfixiada» no es del todo correcta. Para ser exactos deberíamos usar los términos «piel asfíctica» o «piel ocluida».

Cuando existe exceso de producción de queratina y grasa, y un mal uso de los productos cosméticos, el poro se ocluye y su contenido no puede salir a la superficie de la piel.

Una de las principales causas de la piel ocluida o asfíctica es el empleo excesivo o incorrecto de los productos cosméticos. Maquillarse demasiado y no desmaquillarse correctamente, el uso de productos de limpieza facial poco efectivos o la aplicación de fórmulas comedogénicas son situaciones que favorecen su aparición. Como consecuencia, la queratina y el sebo se acumulan en los poros y pueden quedar atrapados en forma de bolitas blancas induradas que conocemos como «quistes de millium».

Los quistes de milium son pequeños quistes formados básicamente por queratina, no inflamatorios ni contagiosos, y que nosotros vemos como unas bolitas duras blancas y milimétricas que aparecen en particular en la zona de las mejillas, el contorno de los ojos y la nariz. ¿Por qué son duros al tacto? Los quistes de millium poseen un alto contenido en queratina, que de por sí es dura. ¡Se trata del principal componente del pelo y las uñas! Además, a lo largo de los días, la mezcla de queratina y sebo atrapada dentro de los poros tiende a solidificarse todavía más.

¿En qué se diferencian de los puntos negros? En los puntos negros, el contenido del poro está en contacto con el exterior, se oxida y coge color. Sin embargo, en los quistes de millium el contenido no contacta con el medio externo, está intacto y conserva su color inicial. ¡Por eso se conocen como «puntos blancos» o «comedones cerrados»! No intentes abrirlos por tu cuenta ni los aprietes para eliminarlos. Si lo haces, lo más probable es que no lo logres y además dañes la piel de alrededor, lo que puede generar marcas y cicatrices. El tratamiento y la extracción de los quistes de millium es laboriosa y debe realizarse por manos profesionales.

¿Cómo prevenir esta situación? Desmaquillarse correctamente es fundamental, así como evitar el uso de cosméticos inadecuados que contribuyen a ocluir el poro. En la rutina, además de una correcta limpieza, suelen ser necesarios productos que realicen una exfoliación superficial de nuestra piel como los hidroxiácidos y los retinoides. Pero el tratamiento siempre es un balance, ya que a su vez se deben evitar ingredientes muy astringentes que provoquen que el poro se tapone todavía más y empeore el problema.

EL ACNÉ NO ES UN PROBLEMA ESTÉTICO

¿Por qué nos salen granos? Ahora que ya sabemos qué es el folículo pilosebáceo, tenemos claro qué son los poros y cómo se pueden ocluir, es el momento de explicarte cómo se forma un grano. La aparición de granos y de acné va un paso más allá de lo que hemos visto anteriormente. Los temidos granos aparecen cuando además del exceso de grasa, de la aparición de los puntos negros y de los comedones cerrados, tiene lugar una inflamación. Es decir, cuando deja de ser un problema cosmético.

Los comedones abiertos o puntos negros y los comedones cerrados o quistes de millium se consideran las lesiones iniciales del acné. Como hemos visto, el exceso de queratina y el uso de cosméticos comedogénicos taponan el orificio del poro y el sebo queda atrapado. A medida que las glándulas sebáceas van produciendo grasa, esta se va acumulando en el interior del poro y ocasiona la aparición de lesiones cada vez más grandes.

Además, en el acné hay una alteración en la microbiota. Existen bacterias que proliferan en exceso y desplazan parte de los microorganismos que habitualmente viven en ella. ¡Se modifica la flora bacteriana! Entonces aparecen las lesiones inflamatorias características del acné: las pápulas, las pústulas, los nódulos y los abscesos.

El acné constituye un tema muy amplio que voy a intentar resumir. Si bien es cierto que se da principalmente durante la pubertad, cuando se incrementan los niveles hormonales y se estimulan las glándulas sebáceas, el acné puede aparecer en una gran variedad de situaciones.

Todo aquello que altere la producción de sebo es susceptible de ocasionar acné; el uso de productos inadecuados en el cuidado de la piel empeora todavía más el problema. Ante la aparición de acné, es importante analizar cada caso de manera individual, ya que puede haber también un trastorno hormonal subyacente y, si no actuamos en el origen del problema, los resultados no serán los esperados.

Tipo de lesiones en el acné

Puntos blancos

Pápulas

Puntos negros

Nódulos

Pústulas

Aprende más: El *Cutibacterium acnes*, llamado anteriormente *Propionibacterium acnes*, es la bacteria que predomina en las lesiones de acné. ¡Su nombre deriva de su capacidad de colonizar la piel! Sin embargo, se ha observado que no es el único culpable, sino que hay otras bacterias que colonizan la piel y que también tienen relación con el desarrollo de las lesiones de acné.

EL ORIGEN DEL ACNÉ ES MULTIFACTORIAL

No normalicemos la presencia de acné. El acné es un estado inflamatorio de nuestra piel que debe ser tratado y son varios los factores implicados en su aparición. ¡El origen del acné es multifactorial! Los factores genéticos y hormonales, la obstrucción del poro, la intervención de agentes infecciosos, los productos que usamos a diario, la alimentación y el estilo de vida que llevamos, son de gran importancia y actúan de manera conjunta. ¡El acné no suele ser únicamente un problema cutáneo! Por este motivo, el tratamiento tiene que ser individualizado en función de cada caso.

Debes saber que todo aquello que produzca un aumento de andrógenos, o una respuesta exagerada de la glándula sebácea a los andrógenos, puede originar acné. Esto ocurre durante la adolescencia, pero también incluye los cambios hormonales fisiológicos que tienen lugar durante el ciclo menstrual, el estrés, ciertas patologías como el ovario poliquístico o la hiperplasia suprarrenal congénita, el uso de esteroides anabolizantes en gimnasios, ciertos medicamentos como los corticoides y, por supuesto, la alimentación.

Entonces ¿la alimentación influye en el desarrollo de acné? Rotundamente sí. Durante años, se ha negado esta asociación, ya que, como resulta obvio, no agrada a la industria alimentaria. Los productos procesados, los alimentos ricos en azúcares, los lácteos y las grasas trans presentes en la bollería industrial son enemigos de nuestra piel; su consumo se asocia al desarrollo de lesiones de acné. ¡Si mejoras la dieta lo notarás enseguida! Llena tus platos de frutas y verduras, cereales, frutos secos y semillas.

Aunque resulte paradójico, una de las causas más frecuentes de desarrollo de acné es una rutina de cuidado de la piel inadecuada. El uso de productos cosméticos comedogénicos, de limpiadores ineficaces y maquillajes contribuye a la oclusión del poro y favorece la aparición de acné. Lo mismo ocurre cuando el poro se obstruye por un exceso de células muertas y queratina. ¡Cambiando algunos pasos en las rutinas cosméticas se aprecian grandes mejoras! Por eso es importante que estés bien asesorado antes de adquirir y aplicar cualquier producto de cuidado facial.

Y, finalmente, no debes olvidar que el hábito de fumar, el estrés y la ansiedad están relacionados de manera directa con la aparición de acné en la edad adulta. Recuerda: si controlas tu mente, controlas tu piel.

Aprende más: Los alimentos que contienen azúcar libre elevan bruscamente los niveles de insulina en sangre, lo que conlleva una serie de reacciones que contribuyen a que nuestras glándulas sebáceas produzcan más sebo. Evita los alimentos como las harinas, las pastas, los dulces y los procesados; elige cereales integrales, frutas y verduras. ¡Recuerda que el azúcar de la fruta no tiene este efecto! La fibra regula la absorción de fructosa, pero para ello debes comerte la fruta entera en lugar de extraer su zumo.

¡NO TE TOQUES LOS GRANOS!

Pellizcar, apretar, rasgar o cualquier otra forma de manipulación de las lesiones de acné puede dejar marcas y cicatrices en tu piel. Al apretar los granos podemos transformar una lesión que iba a desaparecer en poco tiempo en otra mucho más visible, más duradera y que al curarse deje una cicatriz como secuela. Además, las manos pueden ser posibles portadoras de bacterias, lo que aumenta el riesgo de infecciones. Si las lesiones de acné se infectan, tienen aún más riesgo de dejar una cicatriz. Y la mejor manera de tratar las cicatrices es evitándolas.

Cuando atiendo pacientes en la consulta, me doy cuenta de que abundan los mitos y remedios caseros que rodean al acné y la falta de información genera una mayor confusión en el momento de tratarlo. Por este motivo, te recomiendo que antes de tomar cualquier medida por tu lado consultes con un especialista. Y cuanto antes lo hagas, mejor. ¡No pierdas el tiempo!

No existen remedios milagrosos, así que debes dudar si te ofrecen un producto que prometa eliminar tus granos en dos días. El tratamiento del acné es un proceso que requiere tiempo y constancia. Es una carrera de fondo.

El acné requiere un abordaje multidisciplinar que no solo implica modificar tu rutina cosmética. Como has visto, si bien es cierto que debemos actuar directamente sobre la piel, también debemos hacerlo sobre la alimentación, el estado hormonal, el estado psíquico y ciertos factores externos. ¡El acné y el estrés están muy relacionados!

En lo que a la piel se refiere, la rutina es clara. Una buena higiene por la mañana y por la noche resulta fundamental; por otra parte, el uso de cosméticos no comedogénicos es prácticamente obligatorio. En este caso, la limpieza hay que realizarla de forma suave y sin friccionar, para evitar la manipulación de las lesiones inflamatorias y así reducir la probabilidad de marcas y cicatrices. De nuevo, los productos que contienen ácido retinoico, ácido glicólico, ácido salicílico o ácido azelaico son nuestros grandes aliados. Sin embargo, no olvides que el acné no es un tema estético, de ahí que en diversas ocasiones requiera ser abordado con medicamentos.

Puntos clave

Desmontando algunos mitos

- Los poros ni se cierran ni se abren. Pero un poro libre, limpio y desobstruido es mucho menos evidente.

- Los puntos negros son restos celulares mezclados con grasa que se acumulan dentro de los poros, entran en contacto con el exterior, se oxidan, se ensucian y se oscurecen.

- Los quistes de millium son pequeños quistes formados sobre todo por queratina, no inflamatorios ni contagiosos, y que nosotros vemos como unas bolitas duras blancas y milimétricas.

- Una de las principales causas de desarrollo de acné es una rutina de cuidado de la piel inadecuada.

- El tratamiento del acné es un proceso que requiere tiempo y constancia; no solo implica modificar tu rutina cosmética.

Capítulo 20

SECRETOS DE COSMÉTICA

EL PH EN COSMÉTICA

¿Cuántas veces has oído o leído que un producto para la piel tiene un pH neutro? Ahora que sabes que el pH de la piel es alrededor de 5,5, y que un pH neutro es aquel que está en torno a 7, ¿crees que los productos que usamos tienen realmente un pH neutro?

Ten en cuenta que, en cosmética, cuando un laboratorio define un producto como pH neutro suele referirse en realidad a un pH de 5,5, es decir, un pH ácido y similar al de la piel. Por lo tanto, por norma general, todo producto cosmético con pH menor de 5,5 se denomina «ácido», con pH igual a 5,5 suele llamarse «neutro» y con pH mayor de 5,5, «básico» o «alcalino». Los valores son relativos al pH de la piel y, en definitiva, cambia la escala.

¡Una vez más el marketing de la cosmética influye! El pH neutro al que se refieren en la mayoría de los productos es en realidad, un pH ácido, aunque en muchas ocasiones no se especifica. Idealmente, el pH de cada producto debería estar indicado en todos los envases. Sin embargo, como te habrás fijado, no es siempre así.

Conocer el pH de los productos con los que entramos en contacto nos ayudaría a optimizar el cuidado de nuestra piel. Los productos químicos de pH alcalino, como la mayoría de los jabones, desbordan la capacidad de neutralización natural de la piel. Recuerda que si el pH de la piel sube hasta valores alcalinos, se altera la función de barrera, y que los tónicos nos ayudan a recuperar este equilibrio.

¿Y qué ocurre si aplicamos un producto ácido sobre la piel? Llegados a este punto del libro, ya eres un experto en piel; sabes que a los dermatólogos nos gusta mucho usar los ácidos para transformarla. El ácido glicólico, el ácido retinoico, el ácido salicílico y el ácido ascórbico o vitamina C son algunos de nuestros componentes favoritos. El empleo de determinados ácidos, bajo supervisión experta, puede aportar enormes beneficios, ya que nos ayudan a realizar exfoliaciones controladas y acelerar el proceso de regeneración de la piel. Además, algunos de ellos poseen función hidratante a muy bajas concentraciones, como el ácido glicólico, o son potentes antioxidantes como el ácido ascórbico o la vitamina C. ¡Los ácidos también constituyen el componente principal de los *peelings* químicos! En este caso, recuerda que siempre deben ser aplicados bajo supervisión, y respetando estrictamente las indicaciones del formulador y las advertencias del médico tratante. Los ácidos mal formulados, usados de manera incorrecta o a altas concentraciones pueden tener consecuencias catastróficas en nuestra piel y ocasionar quemaduras graves y profundas.

Aprende más: ¿Te gustaría conocer el pH de los productos que usas? La mayor parte de las veces, si no está claramente indicado en el envase, con solicitar información al laboratorio es suficiente. Pero si quieres comprobarlo por tu cuenta, aunque en ocasiones no resulte un método del todo exacto, puedes emplear tiras reactivas de pH. Piensa que no deja de ser una medida aproximada que solo nos sirve para las soluciones acuosas; así pues, no es válido para los aceites o las mantecas. Sin embargo, si te encanta la química y deseas aprender más sobre tus productos cosméticos, se trata de un buen experimento para hacer en casa.

EL FOTOMAQUILLAJE

¿Maquillaje con protección solar o protector solar con color? ¡Qué gran dilema! Aunque suenen casi igual, presentan una serie de diferencias que es esencial que conozcas.

Un maquillaje con protección no es lo mismo que un protector solar con color. En general, los maquillajes solo nos protegen frente a UVB mediante la cifra de FPS que, además, suele ser baja. Ahora que ya conoces lo importante que es la protección frente a UVA, luz visible y radiación infrarroja, entenderás bien por qué la protección que nos ofrecen no resulta equivalente. Un protector solar con color va a tener todas las propiedades que nos aporta un protector solar sin color. ¡La única diferencia es que le han añadido pigmento!

Recuerda que para que un protector solar sea efectivo, debemos aplicar la cantidad adecuada. En general, nunca usamos tanto maquillaje como el que necesitaríamos para obtener una correcta protección. Sin embargo, los protectores solares con color suelen estar formulados con una textura que nos permite aplicar sin problema la cantidad indicada de producto. En resumen, cumplen la doble función.

¡Los protectores solares con color no manchan la piel! La aparición de manchas faciales secundaria al uso de cremas solares con color es una creencia muy extendida. No obstante, los dermatólogos los indicamos especialmente en aquellas personas que tienen tendencia a desarrollar manchas o melasma. Los pigmentos que se añaden para dar el color, como, por ejemplo, el óxido de hierro, ejercen un filtro físico que ayudan a bloquear la luz visible y, por lo tanto, la luz azul. Nos ofrecen, en definitiva, una protección extra frente a las hiperpigmentaciones.

La protección solar con color constituye una nueva tendencia conocida como «fotomaquillaje» y nos permite simplificar nuestra rutina diaria. ¡Es un 2 en 1! E incluso un 3 en 1 cuando se añaden a la fórmula activos hidratantes como el ácido hialurónico, o activos transformadores como algunos despigmentantes.

Los hay fluidos, que unifican el tono, y los hay más densos con efecto cobertura. ¡Cada vez existen más para elegir! De todos modos, si prefieres seguir usando ambos productos por separado, recuerda que el fotoprotector siempre se aplica antes del maquillaje.

EL PAPEL DE LOS NUTRICOSMÉTICOS

Una dieta equilibrada resulta fundamental para mantener la piel saludable, el pelo sano y las uñas en buenas condiciones. En ello se basa la nutricosmética, la cual combina la nutrición y el cuidado personal mediante la incorporación de vitaminas, minerales y aminoácidos a altas concentraciones por vía oral.

Los nutricosméticos se componen generalmente de combinaciones de vitaminas, en particular de los grupos A, B, C, D y E, minerales como el cobre, el magnesio, el hierro, el selenio y el zinc, aminoácidos como la L-cisteína, ácidos grasos como el omega 3, 6 y 9, y otros antioxidantes como los polifenoles. Los nutricosméticos son, por lo tanto, complementos alimenticios con una serie de propiedades nutricionales que ayudan a mejorar y conservar la buena apariencia de la piel, el pelo y las uñas.

¡Son un complemento de la dieta equilibrada, no un sustituto! Y deben ser siempre pautados por un profesional. Nunca los tomes por tu cuenta, ya que ciertos componentes consumidos en exceso pueden ser dañinos. Así sucede con la vitamina D, por lo que resulta imprescindible valorar el consumo de alimentos y el estilo de vida de cada persona antes de cualquier prescripción.

Entre los suplementos más habituales encontramos aquellos que refuerzan el crecimiento del pelo y las combinaciones de antioxidantes que contribuyen a neutralizar el efecto de los radicales libres en nuestra piel. ¡Disponer de un extra de antioxidantes casi siempre es positivo! Es el caso de la conocida como «fotoprotección oral», que nos ayuda a prevenir y reparar los daños de la radiación ultravioleta tras una exposición solar prolongada.

Evidentemente no son productos milagrosos, pero sus beneficios están demostrados, sobre todo cuando se detectan carencias nutricionales. Recuerda que su consumo ha de ser racional y responsable y que se deben combinar siempre con una dieta equilibrada, con la práctica de ejercicio regular, con un buen descanso y con una correcta rutina de cuidados.

Aprende más: Los suplementos no sustituyen los beneficios de los vegetales frescos, los cuales nos aportan también gran cantidad de fibra y macronutrientes. Además, en las frutas y las verduras las vitaminas y los minerales se combinan entre ellos para que su efecto sea sinérgico y su absorción óptima. ¡Siempre es mejor obtenerlos de manera natural!

¿LAS CREMAS CADUCAN?

Cuando abres un cosmético, se inicia una cuenta atrás. Los productos de cosmética, además de la fecha de caducidad, tienen especificado en su recipiente o caja el PAO (siglas en inglés de *Period After Opening*), que significa «período después de abierto», e indica el tiempo de vida en meses del producto una vez que ha sido abierto. Lo vemos en el envase con el símbolo de un bote abierto en el que dentro hay un número seguido de la letra M.

El símbolo PAO y su significado es algo que poca gente conoce. En muchas ocasiones, nos damos cuenta de que el producto se encuentra en mal estado o ha perdido sus propiedades cuando observamos un cambio en el color, en el olor o cuando los diferentes elementos de la fórmula se separan. ¡Esto significa que llegamos tarde! Y si aplicamos el producto sobre nuestra piel pueden aparecer alergias e irritaciones. ¿Un truco? El día que estrenes un producto, escribe la fecha con un rotulador permanente en el envase. ¡Así es más fácil calcularlo! Sin embargo, si aún no lo has abierto, debes fijarte en la caducidad del producto, la cual debería estar reflejada en el recipiente o en la caja (aunque no siempre es así).

¿Por qué es tan importante el PAO? Cuando abrimos un producto, se inicia un proceso de degradación. La fórmula cosmética entra en contacto con el aire, la luz y los microorganismos del entorno a través de nuestras manos, por lo que es básico lavarnos las manos antes y después de cada uso, y cerrar bien el bote una vez que lo hayamos usado. Por este motivo, a pesar de la presencia de conservantes, los grandes tarros de crema expuestos al aire y a las manos son poco recomendables. De hecho, en muchas ocasiones estas presentaciones se han sustituido por tubos, gracias a los cuales la fórmula se mantiene estable durante más tiempo y solo tocamos la cantidad que vamos a necesitar. El formato monodosis también se está extendiendo cada vez más. ¿Sabías que los productos sólidos o en aceite suelen poseer mayor longevidad? ¡Las bacterias precisan de agua para proliferar! Lo mismo ocurre en productos que contienen altas cantidades de alcohol o un pH muy extremo.

En este sentido, los protectores solares merecen una atención especial, pues de su estabilidad va a depender que suframos o no una quemadura solar. En ellos, el PAO suele ser, en general, de 12 meses. Tras ese período, pierden su efectividad, la fórmula se desestabiliza y pueden incluso ocasionar alergias e irritaciones. Los fotoprotectores no requieren unas condiciones especiales de conservación, pero pierden eficacia de un año a otro. Hay que ir con cuidado y prestar atención.

UNA CREMA MÁS CARA NO TIENE POR QUÉ SER MEJOR

El precio de un cosmético refleja tanto la calidad de sus ingredientes como la investigación que hay detrás. Un buen producto cosmético debe incorporar ingredientes que hayan demostrado su eficacia y estar formulado correctamente para poder conservar sus propiedades. Detrás de su desarrollo hay farmacéuticos, químicos, biólogos, ingenieros y médicos que ejercen una gran labor de investigación.

Desarrollar un cosmético o cosmecéutico requiere tiempo, esfuerzo y muchos conocimientos. Por lo tanto, evidentemente, un buen producto va a tener un coste. Ahora ya sabes que no todo vale, y mantener la efectividad y estabilidad de los ingredientes a lo largo del tiempo no resulta una tarea fácil. Asimismo, en el desarrollo de un producto cosmético es muy importante lograr una textura adecuada que se adapte a los diversos estados de la piel para los que ha sido formulado. Para ello, hay que superar unos controles de calidad y tolerancia estrictos, y esto no es sencillo.

De todos modos, el precio de un cosmético no siempre es directamente proporcional a su eficacia. Existen muchos otros factores que encarecen el producto y que nada tienen que ver con su formulación. ¡Es aquí donde debemos saber distinguir! La marca, la imagen y la presentación determinan también en gran medida el valor final del producto.

¿Lo ideal? Ponte en manos de un profesional de la piel para que te asesore. Somos muchos los especialistas que podemos ayudarte, desde los dermatólogos hasta los farmacéuticos especializados en cosmética. Una buena crema se distingue por la etiqueta de ingredientes; nunca te recomendaremos un producto sin un estudio clínico detrás. Desde luego sale más a cuenta invertir un tiempo en recibir consejos que comprar un sinfín de productos inadecuados para tu piel.

Elegir los productos adecuados no es una tarea fácil. Cada vez hay más cosméticos en el mercado, más opciones entre las que escoger. Además, se patentan sin cesar nuevos ingredientes que consiguen fórmulas cada vez más interesantes. Por lo tanto, para asesorar correctamente es necesario tener unos conocimientos de base. ¡Y estar actualizado! Déjate guiar.

SI TE VA BIEN, NO CAMBIES

«Estoy esperando a terminar la crema para probar una distinta.» ¿Te resulta familiar? ¿Cuántas veces te han dicho que no uses siempre la misma porque te va a dejar de hacer efecto?

A todos nos apetece adquirir el nuevo lanzamiento que ha salido al mercado. ¡Queremos probarlo todo! Pero cambiar constantemente de productos interfiere de manera negativa en los resultados, sobre todo cuando los productos contienen activos transformadores. ¡No les damos tiempo suficiente para actuar! Si bien es cierto que, con el paso de los años, es importante adaptar el cuidado facial a las necesidades y a los cambios que van teniendo lugar en nuestra piel, variar a menudo de producto resulta contraproducente.

¡Para que una rutina sea efectiva a lo largo del tiempo hay que mantenerla y ser constante! Y te hablo de meses y años. El término «rutina» implica repetición y si quieres resultados a largo plazo, debes ser constante. Todos buscamos efectos inmediatos, pero los verdaderos resultados aparecen con el tiempo.

Además, los ingredientes activos que solemos recomendar, como los hidroxiácidos, el retinol o la vitamina C, mantienen su efecto aunque los lleves usando años. Y cuanto más tiempo los emplees, más resultados verás. La constancia es la base del éxito.

Es cierto que la piel se acostumbra a las cremas y poco a poco los ácidos que utilizamos en cosmética dejan de irritarnos. Pero ¡eso no significa que los activos dejen de ser efectivos! El efecto beneficioso de los ingredientes se mantiene. ¿Por qué modificar lo que funciona?

Aprende más: Mediante procedimientos estéticos como la neuromodulación con toxina botulínica o la infiltración de ácido hialurónico sí que logramos efectos instantáneos. Este tipo de procedimientos, realizados por un buen profesional con experiencia en medicina estética, consiguen resultados inmediatos y muy naturales que pueden complementar las rutinas. Pero para ello es necesario experiencia y buen gusto.

ACTUALIZA TU NECESER

Tienes mucha información en tus manos, así que ha llegado la hora de ponerla en práctica. Es el momento de hacer limpieza, ordenar tus cosméticos y mejorar tu rutina de cuidado de la piel.

¡Actualiza tu neceser! No acumules productos innecesarios. Poseemos más productos de los que nos hacen falta y, sin embargo, en muchas ocasiones no disponemos de los esenciales. Es un buen momento para deshacerte de todo aquello que tu piel no requiere, así como de lo que está en mal estado. ¡Revisa todos los productos y sus PAO! Probablemente haya varios que ya no conserven sus propiedades.

Como has visto, se puede construir una rutina cosmética con pocos productos. ¡Una rutina sencilla facilita la adherencia! Además, ahora ya sabes lo esencial que es fijarse en las características de cada producto, en sus beneficios y en sus propiedades para poder determinar si es adecuado para el estado de tu piel.

Puntos clave

Secretos de cosmética

- En dermocosmética todo producto con pH menor de 5,5 suele llamarse «ácido», con pH igual a 5,5 suele llamarse «neutro» y con pH mayor de 5,5 suele llamarse «básico».

- Los productos se aplican del más ligero al más denso.

- El precio de un cosmético no siempre es directamente proporcional a su eficacia.

- Para que una rutina sea efectiva a lo largo del tiempo, hay que mantenerla y ser constante.

EPÍLOGO

Si has llegado hasta aquí, eres capaz de seguir. Espero que hayas aprendido algo nuevo en cada página y que se hayan resuelto muchas de tus dudas. Somos las decisiones que tomamos, y tú has decidido cuidar tu piel. ¡No lo abandones!

Ahora ya sabes qué es lo que forma parte de nosotros, qué es lo que podemos mejorar o cambiar mediante una buena rutina, un cuidado adecuado y unos buenos hábitos, tanto relacionados directamente con la piel como con nuestro estilo de vida en general. ¡Espero que tomes conciencia de ello!

Aprende a escuchar las señales que te manda tu cuerpo; y cuando percibas que tu piel sufre, busca ayuda profesional enseguida. Nosotros, como especialistas de la piel, podemos ayudarte.

Todas las pieles son preciosas y debemos esforzarnos en mantenerlas sanas. Como has visto, para lograrlo no es necesario ningún milagro. Ni ningún filtro. Si preservas tu piel en buen estado y limitas las agresiones externas a lo largo de los años, ¡lograrás conservarla saludable durante toda la vida!

Quiérete tal como eres, y ama tu tono de piel,
el color de tus ojos, tus rizos, o tu pelo lacio.

Nutre tu organismo con comida saludable
y mantenlo activo con ejercicio;
medita, descansa y duerme lo suficiente.

Escucha las señales que te manda tu piel.
Cuídala hoy para que luzca mañana.
En el camino, compártela con quien quieras
y como quieras.

Y recuerda siempre el lema:
«Piel sana in corpore sano».

BIBLIOGRAFÍA

Al-Niaimi, F., Chiang, N. Y. Z., «Topical Vitamin C and the Skin: Mechanisms of Action and Clinical Applications», *J Clin Aesthet Dermatol*, vol. 10, n.º 7 (2017), pp. 14-17.

Anunciato, T. P., Da Rocha Filho, P. A., «Carotenoids and polyphenols in nutricosmetics, nutraceuticals, and cosmeceuticals», *J Cosmet Dermatol*, vol. 11, n.º 1 (2012), pp. 51-54.

Araviiskaia, E., Berardesca, E., Bieber, T., Gontijo, G., Sánchez Viera, M., Marrot, L, Chuberre, B., Dreno, B., «The impact of airborne pollution on skin», *J Eur Acad Dermatol Venereol*, vol. 33, n.º 8 (agosto de 2019), pp. 1496-1505.

Austin, E., Nguyen, J. K., Jagdeo, J., «Topical Treatments for Melasma: A Systematic Review of Randomized Controlled Trials», *J Drugs Dermatol*, vol. 18, n.º 11 (2019).

Autier, P., Doré, J. F., Négrier, S., Liénard, D., Panizzo, R., Lejeune, F., Guggisberg, D., Eggermont, A., «Sunscreen use and duration of sun exposure: a double-blind, randomised trial», *J Nat Cancer Instit*, n.º 91 (1999), pp. 1304-1309.

Baranda, L., González-Amaro, R., Torres-Álvarez, B., Álvarez, C., Ramírez, V., «Correlation between pH and irritant effect of cleansers marketed for dry skin», *Int J Dermatol*, vol. 41, n.º 8 (2002), pp. 494-499.

Baumann, L. «Understanding and treating various skin types: the

Baumann Skin Type Indicator», *Dermatol Clin*, vol. 26, n.º 3 (2008), pp. 359-373.

Berardesca, E., Distante, F., Vignoli, G. P., Oresajo, C., Green, B., «Alpha hydroxyacids modulate stratum corneum barrier function», *Br J Dermatol*, vol. 137, n.º 6 (1997), pp. 934-938.

Bissett, D. L., Oblong, J. E., Berge, C. A., «Niacinamide: A B vitamin that improves aging facial skin appearance», *Dermatol Surg*, vol. 31, n.º 7 Pt 2 (2005), pp. 860-865.

Blaak, J., Staib, P., «The Relation of pH and Skin Cleansing», *Curr Probl Dermatol*, N. 54 (2018), pp. 132-142; doi: 10.1159/000489527.

Bolognia, J. L., Jorizzo, J. L., Shaffer, J. V., *Dermatología. Principales diagnósticos y tratamientos*, Barcelona, Elsevier, 2016.

Brenner, M., Hearing, V. J., «The protective role of melanin against UV damage in human skin», *Photochem Photobiol*, n.º 84 (2008), pp. 539-549.

Byrd, A. L., Belkaid, Y., Segre, J. A., «The human skin microbiome», *Nat Rev Microbiol*, vol. 16, n.º 3 (marzo de 2018), pp. 143-155.

Cabo, R. de, Mattson, M. P., «Effects of Intermittent Fasting on Health, Aging, and Disease», *N Engl J Med*, vol. 381, n. 26 (diciembre de 2019), pp. 2541-2551.

Cales, L., Weber, R. A., «Effect of water temperature on skin wrinkling», *J Hand Surg Am*, vol. 22, n.º 4 (julio de 1997), pp. 747-749.

Calzavara-Pinton, P. G., Arisi, M., Wolf, P., «Sunbeds and carcinogenesis: the need for new regulations and restrictions in Europe from the Euromelanoma perspective», *J Eur Acad Dermatol Venereol*, vol. 33, supl. 2 (marzo de 2019), pp. 104-109.

Campiche, R., Curpen, S. J., Lutchmanen-Kolanthan, V., Gougeon, S., Cherel, M., Laurent, G., Gempeler, M., Schuetz, R.,

«Pigmentation effects of blue light irradiation on skin and how to protect against them», *Int J Cosmet Sci*, vol. 42, n.° 4 (agosto de 2020), pp. 399-406.

Changizi, M., Weber, R., Kotecha, R., Palazzo, J., «Are wet-induced wrinkled fingers primate rain treads?», *Brain Behav Evol*, vol. 77, n.° 4, pp. 286-290.

Cohen L., Brodsky M. A., Zubair R., Kohli I., Hamzavi I. H., Sadeghpour M., «Cutaneous Interaction with Visible Light: What Do We Know», *J Am Acad Dermatol*, vol. S0190-9622, n.° 20 (11 de abril de 2020),30551-X.

COLIPA Guidelines «Guidelines for the colorimetric determination of skin colour typing and prediction of the minimal erythemal dose (MED) without UV exposure».

COLIPA Guidance document, «Guidelines for Monitoring UV-Light Sources».

COLIPA Guidelines for evaluating Sun Product Water resistance, 2005.

COLIPA, The European Cosmetic, Toiletry and Perfumery Association (COLIPA) International sun protection factor (SPF) test method, Ref 94/289, 1994.

Diffey, B., «When should sunscreen be reapplied?», *J Am Acad Dermatol*, n.° 45 (2001), pp. 882-885.

Diffey, B. L., Tanner, P. R., Matts, P. J., Nash, J. F., «In vitro assessment of the broad-spectrum ultraviolet protection of sunscreen products», *J Am Acad Dermatol*, vol. 43, n.° 6 (2000), pp. 1024-1035.

Dini, I., Laneri, S., «Nutricosmetics: A brief overview» *Phytother Res*, vol. 33, n.° 12 (2019), pp. 3054-3063.

Dong, K., Goyarts, E. C., Pelle, E., Trivero, J., Pernodet, N., «Blue light disrupts the circadian rhythm and create damage in skin cells», *Int J Cosmet Sci*, vol. 41, n.º 6 (diciembre de 2019), pp. 558-562.

Draelos, Z. D., «The science behind skin care: Cleansers», *J Cosmet Dermatol*, vol. 17, n.º 1 (febrero de 2018), pp. 8-14; doi: 10.1111/jocd.12469.

—, «Hair care and dyeing», *Curr Probl Dermatol*, n.º 47 (2015), pp. 121-127; doi:10.1159/000369412.

—, «Shampoos, conditioners, and camouflage techniques», *Dermatol Clin*, vol. 31, n.º 1 (2013), pp. 173-178.

—, «Cosmetic treatment of nails», *Clin Dermatol*, vol. 31, n.º 5 (2013), pp. 573-577.

—, «The biofilm: skin health and beauty in a contaminated world», *J Cosmet Dermatol*, vol. 9, n.º 3 (septiembre de 2010), pp. 167-168.

—, «Nutrition and enhancing youthful-appearing skin», *Clin Dermatol*, vol. 28, n.º 4 (2010), pp. 400-408.

—, Matsubara, A., Smiles, K., «The effect of 2 % niacinamide on facial sebum production», *J Cosmet Laser Ther*, vol. 8, n.º 2 (2006), pp. 96-101.

—, «The effect of a daily facial cleanser for normal to oily skin on the skin barrier of subjects with acne», *Cutis*, vol. 78, n.º 1, supl. (2006), pp. 34-40.

—, «Skin lightening preparations and the hydroquinone controversy», *Dermatol Ther*, vol. 20, n.º 5 (2007), pp. 308-313.

—, «Nail cosmetic issues», *Dermatol Clin*, vol. 18, n.º 4 (2000), pp. 675-683.

Draelos, Z. K., «Hair cosmetics», *Dermatol Clin*, vol. 9, n.º 1 (1991), pp. 19-27.

D'Souza, P., Rathi, S. K., «Shampoo and Conditioners: What a Dermatologist Should Know?», *Indian J Dermatol*, vol. 60, n.º 3 (2015), pp. 248-254.

Duteil, L., Queille-Roussel, C., Lacour, J. P., Montaudié, H., Passeron, T., «Short-term exposure to blue light emitted by electronic devices does not worsen melasma», *J Am Acad Dermatol*, vol. S0190-9622, n.° 19 (27 de diciembre de 2019), pp. 33324-33329.

Ferguson, J., Brown, M., Alert, D., *et al.*, «Collaborative development of a sun protection factor test method: a proposed European Standard. COLIPA Task Force "Sun Protection Measurement", Europe», *Int J Cosmet Sci*, vol. 8, n.° 5 (1996), pp. 203-218.

Fitzpatrick, T. B., «The validity and practicality of sun-reactive skin types I through VI», *Arch Dermatol*, vol. 124, n.° 6 (1988), pp. 869-871.

França, K., Chacon, A., Ledon, J., Savas, J., Nouri, K., «Pyschodermatology: a trip through history», *An Bras Dermatol*, vol. 88, n.° 5 (2013), pp. 842-843.

Gavazzoni Dias, M. F., «Hair cosmetics: an overview», *Int J Trichology*, vol. 7, n.° 1 (2015), pp. 2-15.

—, Almeida, A. M. de, Cecato, P. M., Adriano, A. R., Pichler, J., «The Shampoo pH can Affect the Hair: Myth or Reality?», *Int J Trichology*, vol. 6, n.° 3 (2014), pp. 95-99.

Gollhausen, R., Przybilla, B., Galosi, A., Kohler, K., Ring, J., «Environmental influences on UVB erythema», *Photodermatol*, n.° 4 (1987), pp. 148-153.

Gonçalo, M., Pinho, A., Agner, T., *et al.*, «Allergic contact dermatitis caused by nail acrylates in Europe. An EECDRG study», *Contact Dermatitis*, vol. 78, n.° 4 (2018), pp. 254-260.

González-Parra, S., Daudén, E., «Psoriasis and Depression: The Role of Inflammation. Psoriasis y depresión: el papel de la inflamación», *Actas Dermosifiliogr*, vol. 110, n.° 1 (2019), pp. 12-19.

Guerra-Tapia, A., González-Guerra, E., «Hair cosmetics: dyes», *Actas Dermosifiliogr*, vol. 105, n.° 9 (2014), pp. 833-839.

Holloway, L., «Atmospheric sun protection factor on clear days: its observed dependence on solar zenith angle and its relevance to the shadow rule for sun protection», *Photochem Photobiol*, n.° 56 (1992), pp. 229-234.

Jefferson, J., Rich, P., «Update on nail cosmetics», *Dermatol Ther*, vol. 25, n.° 6 (2012), pp. 481-490.

Jia, Y., Gan, Y., He, C., Chen, Z., Zhou, C., «The mechanism of skin lipids influencing skin status», *J Dermatol Sci*, vol. 89, n.° 2 (febrero de 2018), pp. 112-119.

Johnson, J., Fusaro, R., Booth, G., Curtis, G., «Erythemal response of human skin to ultraviolet radiation: assessment of phototesting variables», *Photodermatol Photoimmunol Photomed*, n.° 8 (1991), pp. 135-137.

Kareklas, K., Nettle, D., Smulders, T. V., «Water-induced finger wrinkles improve handling of wet objects», *Biol Lett*, vol. 8, n.° 2 (8 de enero de 2013).

Kohl, E., Steinbauer, J., Landthaler, M., Szeimies, R. M., «Skin ageing», *J Eur Acad Dermatol Venereol*, vol. 25, n.° 8 (2011), pp. 873-884.

Kong, H. H., Segre, J. A., «The Molecular Revolution in Cutaneous Biology: Investigating the Skin Microbiome», *J Invest Dermatol*, vol. 137, n.° 5 (mayo de 2017), pp. e119-e122.

Lavrijsen, A. P., Vermeer, B. J., «Cosmetics and drugs. Is there a need for a third group: cosmeceutics?», *Br J Dermatol*. vol. 124, n.° 5 (1991), pp. 503-504.

Leccia, M. T., «Skin, sun exposure and vitamin D: facts and controversies», *Ann Dermatol Venereol*, vol. 140, n.° 3 (marzo de 2013), pp. 176-182.

Lewis, V., Finlay, A. Y., «10 years experience of the Dermatology Life Quality Index (DLQI)», *J Investig Dermatol Symp Proc.*, vol. 9, n.º 2 (2004), pp. 169-180.

Lodén, M., Ungerth, L., Serup, J., «Changes in European legislation make it timely to introduce a transparent market surveillance system for cosmetics», *Acta Derm Venereol*, vol. 87, n.º 6 (2007), pp. 485-492.

Lucock, M., Yates, Z., Martin, C., Choi, J. H., Boyd, L., Tang, S., Naumovski, N., Furst, J., Roach, P., Jablonski, N., Chaplin, G., Veysey, M., «Vitamin D, folate, and potential early lifecycle environmental origin of significant adult phenotypes», *Evol Med Public Health*, vol. 2014, n.º 1 (enero de 2014), pp. 69-91.

—, *et al.*, «UV-associated decline in systemic folate: implications for human nutrigenetics, health, and evolutionary processes», *Am J Hum Biol.*, vol. 29, n.º 2 (marzo de 2017).

Maguire, M., Maguire, G., «The role of microbiota, and probiotics and prebiotics in skin health», *Arch Dermatol Res*, vol. 309, n.º 6 (agosto de 2017), pp. 411-421.

Manela-Azulay, M., Bagatin, E., «Cosmeceuticals vitamins», *Clin Dermatol*, vol. 27, n.º 5 (2009), pp. 469-474.

Masaki, H., «Role of antioxidants in the skin: anti-aging effects», *J Dermatol Sci*, vol. 58, n.º 2 (2010), pp. 85-90.

Matts, P. J., Alard, V., Brown, M. W., Ferrero, L., Gers-Barlag, H., Issachar, N., Moyal, D., Wolber, R., «The COLIPA in vitro UVA method: a standard and reproducible measure of sunscreen UVA protection», *Int J Cosmet Sci*, vol. 32, n.º 1 (febrero de 2010), pp. 35-46.

Mayoral, F. A., Kenner, J. R., Draelos, Z. D., «The skin health and beauty pyramid: a clinically based guide to selecting topical skincare products», *J Drugs Dermatol*, vol. 13, n.º 4 (2014), pp. 414-421.

McConaghy, J. R., Fosselman, D., «Hyperhidrosis: Management Options», *Am Fam Physician*, vol. 97, n.° 11 (2018), pp. 729-734.

Meinke, M. C., Friedrich, A., Tscherch, K., *et al.*, «Influence of dietary carotenoids on radical scavenging capacity of the skin and skin lipids», *Eur J Pharm Biopharm*, vol. 84, n.° 2 (2013), pp. 365-373.

Meloni, M., Berardesca, E., «The impact of COLIPA guidelines for assessment of skin compatibility on the development of cosmetic products», *Am J Clin Dermatol*, vol. 2, n.° 2 (2001), pp. 65-68.

Muttardi, K., White, I. R., Banerjee, P., «The burden of allergic contact dermatitis caused by acrylates», *Contact Dermatitis*, vol. 75, n.° 3 (2016), pp. 180-184.

Neale, R. E., Khan, S. R., Lucas, R. M., Waterhouse, M., Whiteman, D. C., Olsen, C. M., «The effect of sunscreen on vitamin D: a review», *Br J Dermatol*, vol. 181, n.° 5 (2019), pp. 907-915.

O'Neill, C. A., Monteleone. G., McLaughlin, J. T., Paus, R., «The gut-skin axis in health and disease: A paradigm with therapeutic implications», *Bioessays*, vol. 38, n.° 11 (2016), pp. 1167-1176.

Oresajo, C., Stephens, T., Hino, P. D., *et al.*, «Protective effects of a topical antioxidant mixture containing vitamin C, ferulic acid, and phloretin against ultraviolet-induced photodamage in human skin», *J Cosmet Dermatol*, vol. 7, n.° 4 (2008), pp. 290-297.

Partonen, T., Lönnqvist, J., «Seasonal affective disorder», *Lancet*, vol. 352, n.° 9137 (24 de octubre de 1998), pp. 1369-1374.

Passeron, T., Bouillon, R., Callender, V., *et al.*, «Sunscreen photoprotection and vitamin D status», *Br J Dermatol*, vol. 181, n.° 5 (2019), pp. 916-931.

Proksch, E., «pH in nature, humans and skin», *J Dermatol*, vol. 45, n.º 9 (septiembre de 2018), pp. 1044-1052.

Samuels, D. V., Rosenthal, R., Lin, R., Chaudhari, S., Natsuaki, M. N., «Acne vulgaris and risk of depression and anxiety: A meta-analytic review», *J Am Acad Dermatol*, vol. 83, n.º 2 (2020), pp. 532-541.

Sayre, R. M., Powell, J., Rheims, L. A., «Product application technique alters the sun protection factor», *Photodermatol Photoimmunol Photomed*, n.º 8 (1991), pp. 222-224.

Scott, D. A., Scher, R. K., «Exogenous factors affecting the nails. Cosmetics, trauma, and occupational influences», *Dermatol Clin*, vol. 3, n.º 3 (1985), pp. 409-413.

Shibasaki, M., Wilson, T. E., Crandall, C. G., «Neural control and mechanisms of eccrine sweating during heat stress and exercise», *J Appl Physiol*, vol. 100, n.º 5 (2006), pp. 1692-1701.

Shin, H., Ryu, H. H., Yoon, J., *et al.,* «Association of premature hair graying with family history, smoking, and obesity: a cross-sectional study», *J Am Acad Dermatol*, vol. 72, n.º 2 (2015), pp. 321-327.

Shono, S., Imura, M., Ota, M., Ono, S., Toda, K., «The relationship of skin color, UVB-induced erythema, and melanogenesis», *J Invest Dermatol*, n.º 84 (1985), pp. 265-267.

Soliman, Y. S., Hashim, P. W., Farberg, A. S., Goldenberg, G., «The role of diet in preventing photoaging and treating common skin conditions», *Cutis*, vol. 103, n.º 3 (2019), pp. 153-156.

Tang, S. C., Yang, J. H., «Dual Effects of Alpha-Hydroxy Acids on the Skin», *Molecules*, vol. 23, n.º 4 (2018), p. 863.

Thorén, S., Yazar, K., «Contact allergens in "natural" hair dyes», *Contact Dermatiti,* vol. 74, n.º 5 (2016), pp. 302-304.

Toshiaki, N., Kawada, A., Himura, M., Ishibashi, A., Arai, S., «The relationship among minimal erythemal dose, minimal delayed tanning dose and skin color», *J Deramatol*, n.º 20 (1993), pp. 540-544.

Tsai, N., Kirkham, S., «Fingertip skin wrinkling — the effect of varying tonicity», *J Hand Surg Br*, vol. 30, n.º 3 (junio de 2005), pp. 273-275.

Valencia-Vera, E., Aguilera, J., Cobos, A., Bernabó, J. L., Pérez-Valero, V., Herrera-Ceballos. E., «Association between seasonal serum folate levels and ultraviolet radiation», *J Photochem Photobiol B*, n.º 190 (enero de 2019), pp. 66-71.

Wesley, N. O., Maibach, H. J., «Racial differences in skin properties», *Am J Clin Dermatol*, n.º 4 (2003), pp. 843-860.

Wild, C. P., «Complementing the genome with an "exposome": the outstanding challenge of environmental exposure measurement in molecular epidemiology», *Cancer Epidemiol Biomarkers Prev*, vol. 14, n.º 8 (2005), pp. 1847-1850.

—, «The exposome: from concept to utility», *Int J Epidemiol*, vol. 41, n.º 1 (2012), pp. 24-32.

Wilder-Smith, E. P., «Water immersion wrinkling-physiology and use as an indicator of sympathetic function», *Clin Auton Res*, vol. 14, n.º 2 (abril de 2004), pp. 125-131.

Wolf, P., «Vitamin D: one more argument for broad-spectrum ultraviolet A + ultraviolet B sunscreen protection», *Br J Dermatol*, vol. 181, n.º 5 (noviembre de 2019), pp. 881-882.

Woo, D. K., Eide, M. J., «Tanning beds, skin cancer, and vitamin D: An examination of the scientific evidence and public health implications», *Dermatol Ther*, vol. 23, n.º 1 (enero-febrero de 2010), pp. 61-71.

Wright, M., Wright, S., Wagner, R., «Mechanisms of sunscreen failure», *J Am Acad Dermatol*, n.º 44 (2001), pp. 781-784.

Yared, W., Boonen, B., McElwee, G., Ferguson, M., «Cancer league actions against sunbed use for skin cancer prevention», *J Eur Acad Dermatol Venereol*, vol. 33, supl. 2 (marzo de 2019), pp. 97-103.

Zhang, B., Ma, S., Rachmin, I., *et al.*, «Hyperactivation of sympathetic nerves drives depletion of melanocyte stem cells», *Nature*, vol. 577, n.º 7792 (2010), pp. 676-681.